Monika Nienaber

WASSERGYMNASTIK

Schonende Übungsprogramme
für mehr Wohlbefinden
in jedem Alter

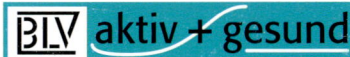

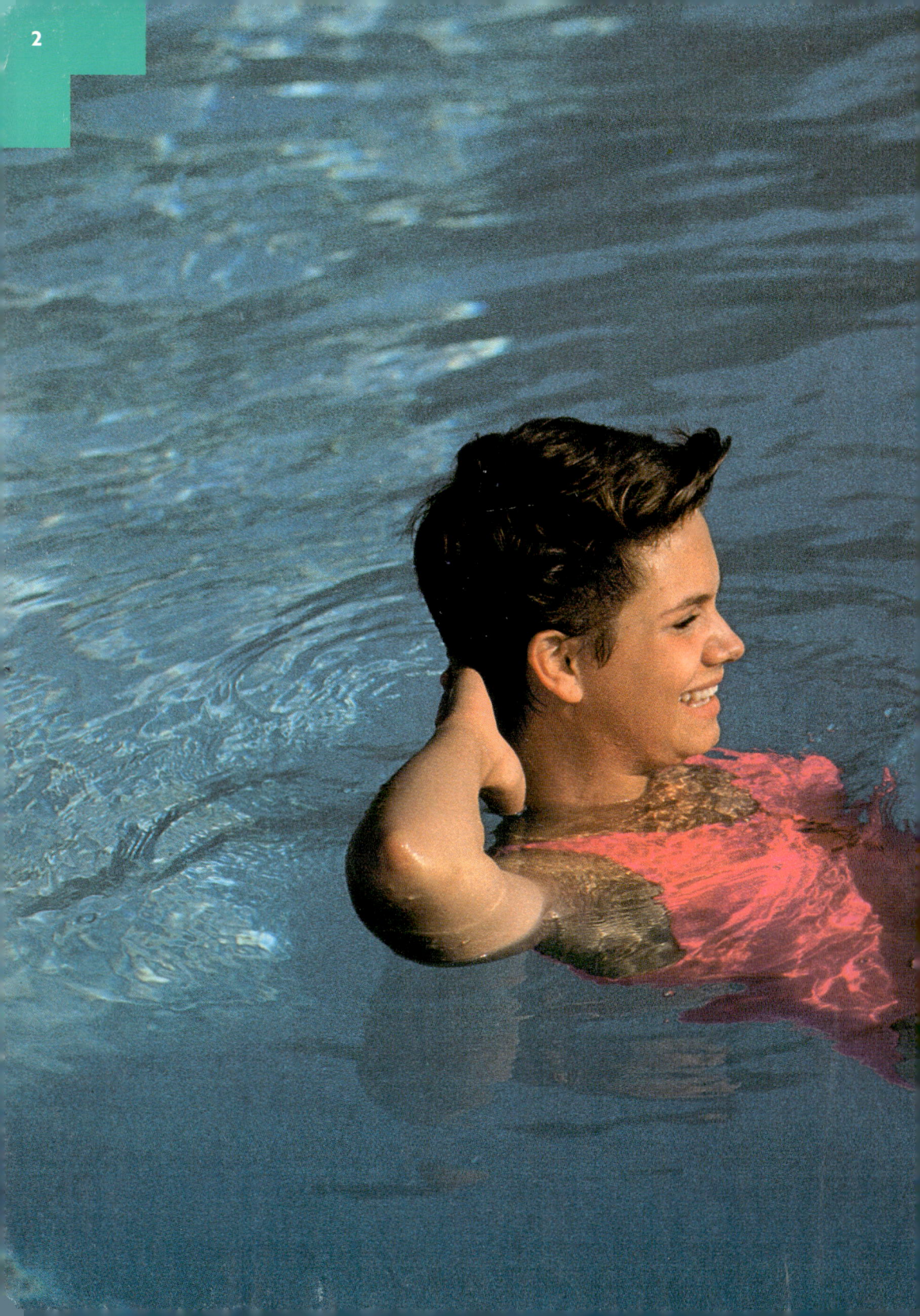

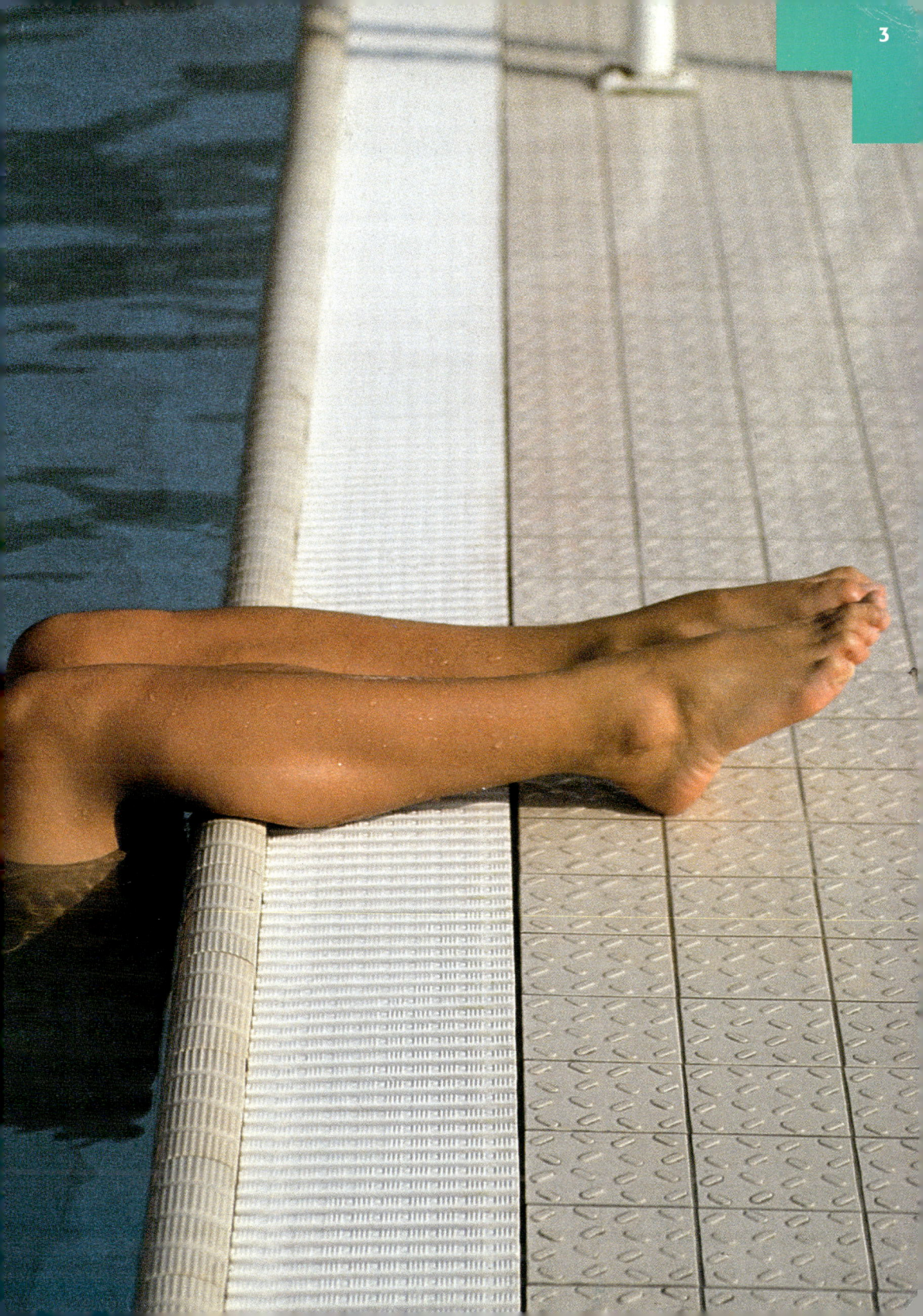

Die Deutsche Bibliothek –
CIP-Einheitsaufnahme

Nienaber, Monika
Wassergymnastik : schonende Übungs-
programme für mehr Wohlbefinden in
jedem Alter / Monika Nienaber.
[Zeichn.: Daniela Farnhammer]. –
München ; Wien ; Zürich : BLV, 1997
  (BLV aktiv & gesund)
  ISBN 3-405-15054-X

Bildnachweis
Foto S. 2/3: BAO-CAO / K. Morgan

Umschlagfoto: BAO-CAO / K. Morgan
Umschlaggestaltung: Atelier Steinbicker

Zeichnungen: Daniela Farnhammer

Lektorat: Karin Steinbach

Satz & Layout: Atelier Steinbicker, München

Herstellung: Manfred Sinicki

**BLV Verlagsgesellschaft mbH
München Wien Zürich
80797 München**

© BLV Verlagsgesellschaft mbH,
München 1997

Druck und Bindung: Freiburger Grafische
Betriebe, Freiburg i. Br.

Gedruckt auf chlorfrei gebleichtem Papier

Printed in Germany · ISBN 3-405-15054-X

Monika Nienaber,
Jahrgang 1960, ist Sportlehrerin und
Sporttherapeutin. Sie ist in der Kleine-
Nestler-Schule in der Gymnastiklehrer-
ausbildung tätig und hat sich daneben
zum SPEEDO Aquatic Fitness Instructor
weitergebildet. Ihre langjährige Erfahrung
im Rehabilitationsbereich setzt sie in
Zusammenarbeit mit der AOK München
in Kursen zum Gesundheitsschwimmen
um. Daneben ist sie Referentin für
Prävention beim BLSV und in der Erwachsenenbildung im Sport e. V. sowie
beim Sportamt München und in verschiedenen Firmen im Bereich Freizeit-
sport und Prävention engagiert.

Inhalt

Vorwort

Im Thema »Wassergymnastik« sind zwei Begriffe enthalten, die eine lange Geschichte in sich tragen. Schon in frühesten Zeiten der Menschheitsgeschichte wurden mit dem Element Wasser und seinen Wirkungen unter anderem lebenswichtige, heilende und angenehme Auswirkungen verbunden. Körperliche Betätigung und Bewegung war für den Menschen von jeher ein Anspruch, um im wahrsten Sinne des Wortes »voranzukommen«. Gymnastik verschiedenster Art wurde besonders in unserer heutigen bewegungsarmen Zeit wichtiger denn je.

Die Thematik dieses Buches ist zunehmend auch in den Aus- und Fortbildungsangeboten gefragt, natürlich auf der Grundlage neuester Erkenntnisse. Die bekannten und positiven Wirkungen des Wassers verbunden mit neuen sportwissenschaftlichen Erfahrungen aus dem gymnastischen Bereich – zielgerichtet angewandt auf verschiedene Personengruppen oder körperliche Schwächen bzw. Probleme – sind in diesem Buch behandelt. Erfahrungen, die die Referentin unter anderem auch bei vielen Seminaren und Lehrgängen der Bayerischen Akademie für Erwachsenenbildung im Sport gesammelt hat, sind mit eingeflossen.

Als Vorsitzender der Akademie begrüße und unterstütze ich den Entschluß der Autorin, die von ihr gemachten Erfahrungen über das vorliegende Buch der breiten Öffentlichkeit zugänglich zu machen.

Karl Hemberger
Vorsitzender der Bayerischen Akademie für Erwachsenenbildung im Sport e. V.

Einführung

In den letzten Jahren hat das Fitneßtraining im Wasser sehr an Attraktivität gewonnen. Kaum ein anderes Medium hat so vielfältige positive Wirkungen auf den Organismus wie Wasser. In der Physiotherapie sind diese Effekte schon lange bekannt und werden dementsprechend eingesetzt.

Durch den Auftrieb im Wasser ist die Belastung für die Gelenke bzw. die Wirbelsäule sehr gering. Wassergymnastik trainiert das Herz-Kreislauf-System und kräftigt die Muskulatur schonend. Über den Widerstand des Wassers läßt sich die Übungsbelastung ohne großen Aufwand stufenlos variieren, so daß auch bei unterschiedlichen Könnens- und Fitneßstufen oder mit der ganzen Familie gemeinsam trainiert werden kann.

Wassergymnastik eignet sich für jedermann, für den Leistungssportler genauso wie für Menschen mit den verschiedensten gesundheitlichen Problemen: Die Verbindung der postitiven Eigenschaften von Gymnastik mit den Vorteilen des Wassers ergibt eine ideale Trainingsform. Die in diesem Buch vorgestellten differenzierten Übungsprogramme wenden sich daher sowohl an die Zielgruppe der Sportler als auch an gesundheitliche Problemgruppen wie Rehabilitanden, Übergewichtige, an Osteoporose, Rückenschmerzen oder an anderen Zivilisationskrankheiten Leidende. Sie sind für Autodidakten wie auch als Anleitung für Übungsleiter gleichermaßen geeignet.

Wasser hat aber noch weitere positive Eigenschaften. Der hydrostatische Druck wirkt sich besonders günstig auf die Blutgefäße aus, es ergibt sich ein regelrechtes »Gefäßtraining«. Außerdem wird durch die Massagewirkung des Wassers die Durchblutung von Haut, Muskeln und Bindegewebe gefördert und somit eine Straffung und Entschlackung des Gewebes erreicht. Der Kältereiz im Wasser trägt zur Abhärtung bei und schützt dadurch vor Erkältungskrankheiten.

Neben der Wassergymnastik wird die unter dem Begriff »Gesundheitsschwimmen« bekanntgewordene Technik des rückenschonenden Schwimmens vorgestellt. Obwohl Schwimmen als eine der gesündesten Sportarten gilt, machen Freizeitschwimmer häufig den Fehler, beim Brustschwimmen den Kopf permanent aus dem Wasser zu strecken. Eine Überstreckung der Halswirbelsäule sowie Verspannungen der Nacken- und Rückenmuskulatur sind die Folge.

Hier ist Rückenschwimmen eine gesundheitsorientierte Alternative. Das Gesundheitsschwimmen ist eine leicht zu erlernende abgewandelte Form des Rückenschwimmens, die je nach den Vorraussetzungen des Übenden auf verschiedenen Könnensstufen durchgeführt werden kann. Dabei werden den limitierenden Faktoren Wassergewöhnung, Angst und Beweglichkeit oder auch Gelenkproblemen (speziell im Schulter- und Kniebereich) besondere Aufmerksamkeit geschenkt.

Grundlagen der Wasser-gymnastik

Die Bewegung im Wasser

Bei der Gymnastik im Wasser ergeben sich gegenüber Übungen an Land einige signifikante Unterschiede. Diese aus den Eigenschaften des Wassers folgenden Tatsachen sollen im folgenden kurz erläutert werden, da sie bei der Durchführung der Wassergymnastik zu berücksichtigen sind – bitte machen Sie sie sich vor Beginn des Trainings bewußt.

Spezifisches Gewicht

Wie kommt es, daß einige Personen im Wasser schweben und andere wiederum wie Steine untergehen? Jeder Körper hat ein individuelles spezifisches Gewicht. Das spezifische Gewicht hängt vom Volumen des Körpers, den Anteilen von Muskulatur und Fett sowie dem momentanen Luftvolumen in der Lunge ab. Dabei ergibt 1 l Luft ca. 1 kg Auftrieb. Man kann den Auftrieb also auch mit der Atmung steuern.
Das Maß für die Dichte ist 1 kg/dm³. Wasser hat die Dichte 1. Die Dichte eines menschlichen Körpers ist abhängig von den verschiedenen Körpergeweben.
Schlanke, muskulöse Personen haben weniger Auftrieb, d. h., sie müssen viel mehr arbeiten, um an der Wasseroberfläche zu bleiben, als korpulentere Personen mit hohem Fettanteil und weniger Muskulatur. Ältere Personen sind im Verhältnis leichter, da in der Regel die Muskelmasse wie auch die

Knochendichte mit dem Alter abnehmen. Auch Asthmatiker haben ein geringeres spezifisches Gewicht, da durch die Unflexibilität der Lunge mehr »Restluft« nach dem Ausatmen in der Lunge bleibt. Genauso haben Personen mit häufigen Blähungen ein geringeres spezifisches Gewicht.
Mit einem einfachen Test können Sie feststellen, welches spezifische Gewicht Ihr Körper im Wasser hat: Legen Sie sich in Bauchlage flach auf das Wasser, und atmen Sie völlig aus. Wenn Sie untergehen, haben Sie ein hohes spezifisches Gewicht in Relation zum Wasser (Ihre Dichte ist größer als 1). Wenn Sie an der Wasseroberfläche bleiben, haben Sie ein geringes spezifisches Gewicht in Relation zum Wasser; ihre Dichte ist geringer als 1.

Eigenschaften des Wassers

Es gibt kaum ein Medium, das eine so vielfältige Einwirkung auf den Organismus hat wie Wasser.

Die Hauptfaktoren sind:

- **der statische Auftrieb**
- **der Widerstand im Wasser**
- **der hydrostatische Druck**
- **die unterschiedlichen Wassertemperaturen**

Auftrieb
Der Auftrieb ist eine Kraft, die der Erdanziehung entgegenwirkt. Sie wird als eine »scheinbare Gewichtsverminderung« spürbar. Beim Stehen im Wasser wird dadurch die Belastung der unteren

Extremitäten deutlich geringer. Je tiefer der Körper eintaucht, um so geringer wird die Belastung. Wenn nur noch der Kopf aus dem Wasser ragt, wiegt der Körper ca. ein Zehntel seines Gewichts an Land (Abb. 1).

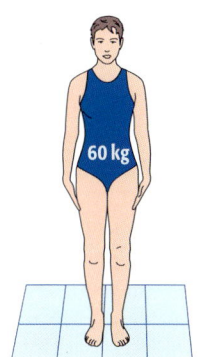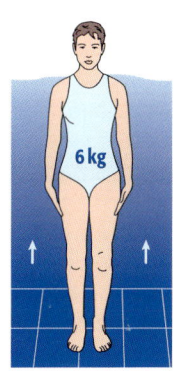

. 1
einbare
ichtsverminderung
trieb) des
ers im Wasser

Diese Gewichtsverminderung ist von großer Bedeutung für Personen mit Problemen an der Wirbelsäule, Osteoporosepatienten, Übergewichtige, Schwangere und Personen mit Gelenkarthrosen der unteren Extremitäten. Außerdem kann der Auftrieb zur Entspannung genutzt werden. Schwerelos auf dem Wasser zu liegen wirkt sich sowohl physisch wie auch psychisch positiv aus. Der Auftrieb kann daneben zur Kräftigung eingesetzt werden. Wenn gegen den Auftrieb gearbeitet wird, werden andere Muskelgruppen gekräftigt als bei

der gleichen Übung an Land (z. B. Adduktion des Beines). Dort arbeiten die Abduktoren exzentrisch, während im Wasser die Adduktoren gekräftigt werden können.

Widerstand

Das Wasser hat einen größeren Reibungswiderstand als Luft, da die Dichte des Wassers größer ist als die der Luft. Je schneller ein Gegenstand durch das Wasser bewegt wird, um so größer wird der Reibungswiderstand; der Widerstand wächst im Quadrat zur Geschwindigkeit. Ab einer bestimmten Bewegungsgeschwindigkeit entstehen zusätzlich zum Reibungswiderstand Verwirbelungen. Diese Verwirbelungen liegen an der Rückseite des Körpers und induzieren einen Sog, der der Bewegungsrichtung des Körpers entgegenwirkt.

Weiter wächst der Widerstand mit der Fläche, auf die er einwirken kann. So ist es leichter, eine geschlossene Faust durch das Wasser zu ziehen, als die offene Hand oder flächenvergrößernde Geräte (Abb. 2).

Den Widerstand kann man also nutzen, um Trainingseffekte auf die verschiedenen Muskelgruppen auszuüben. Er läßt sich durch Verkleinern bzw. Vergrößern der Angriffsfläche oder durch Steigern bzw. Reduzieren der Bewegungsgeschwindigkeit stufenlos dosieren.

Abb. 2
Die Abhängigkeit des Widerstandes von der Angriffsfläche

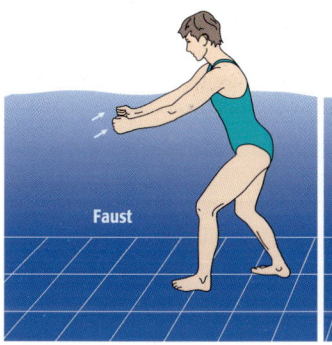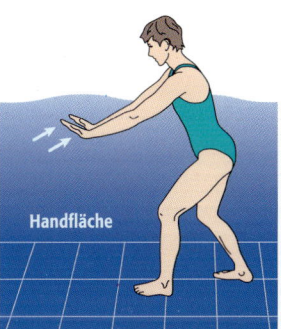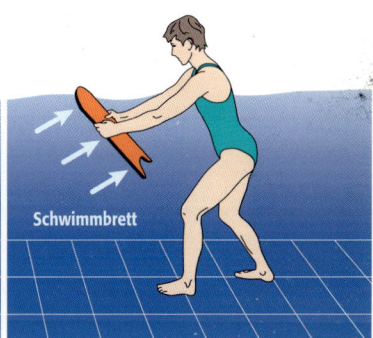

Faust

Handfläche

Schwimmbrett

Besondere Vorteile hat das Schnellkraft-training im Wasser: Die Bewegung wird vor Erreichen der Endstellung der Gelenke automatisch durch den Wasser-widerstand abgebremst. Dadurch kann man Beschwerden am Sehnen- und Bandapparat vermeiden, die sonst durch das abrupte Abstoppen der schnellen Bewegung verursacht würden. Wasserauftrieb und -widerstand gemeinsam bewirken ein neues Gefühl der Körperwahrnehmung.

Hydrostatischer Druck
Da das spezifische Gewicht des Wassers höher als das der Luft, ist der Wasser-druck deutlich höher als der Luftdruck. Der hydrostatische Druck nimmt mit der Wassertiefe zu (Abb. 3). Er beträgt an der Wasseroberfläche 1 bar und steigt mit jedem Meter um 0,1 bar. Als Folge des Wasserdrucks ergibt sich eine Umfangsverringerung beim Eintauchen ins Wasser. Das macht am Thorax 1–3,5 cm und am Bauch 2,5–6,5 cm (nach STRAßBURGER) aus.

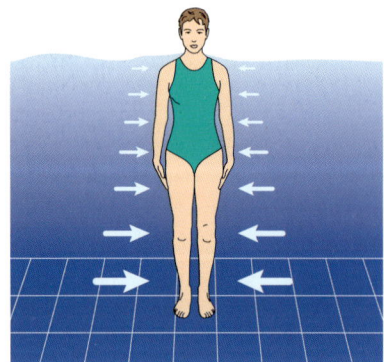

Abb. 3
Die Zunahme des hydrostatischen Drucks mit der Wassertiefe

Der hydrostatische Druck hat auch Auswirkungen auf das Herz: Er reduziert die Herzfrequenz um ca. 10–20 Schläge/Min. Dabei ist die Herzfrequenz-reduzierung nicht in erster Linie auf den Tauchreflex zurückzuführen, der in kaltem Wasser ein Zusammenziehen der peripheren Gefäße verursacht. Vielmehr paßt sich das Herz an die wechselnden Druck- und Volumenbelastungen an (FRANK-STARLING-Mechanismus). Weil die peripheren Venen stark komprimiert werden und dadurch der venöse Blut-rückfluß forciert wird, entsteht eine Mehrbelastung für die rechte Herzhälfte, d. h., es wird vermehrt Blut in die rechte Herzhälfte gedrückt.

Rezeptoren messen den Druck im rechten Herzvorhof. Um das vermehrte Blutvolumen wieder weiterzubefördern, muß entweder das Herz mit mehr Druck arbeiten oder die großen Gefäße müssen sich erweitern. Der einfachste Weg ist die Gefäßerweiterung. Die Venen funktionieren dabei wie ein Speicher, weil sie sich kurzfristig ausweiten lassen. Beim Eintauchen ins Wasser nimmt also das Herzminutenvolumen zu. Die vermehrte Herzmuskeldehnung durch Schlagvolumenerhöhung kann bei schwachen Herzen zu Problemen führen, weil das Herz evtl. mit Extra-systolen reagiert.

Nachteile:
• Weil die peripheren Venen stark komprimiert werden und dadurch der venöse Rückfluß forciert wird, entsteht eine Mehrbelastung für die rechte Herzhälfte und die Lunge. Beim Verlassen des Wassers erfolgt der umgekehrte Effekt – der venöse Rückfluß wird im Vergleich zur vorherigen Situation stark reduziert.
• Besonders im warmen Wasser wird dazu noch eine Gefäßerweiterung erzielt. Diese Gefäßerweiterung wird teilweise durch den hydrostatischen Druck kompensiert. Beim Aussteigen aus dem warmen Wasser fällt dieser Druck weg, die Blutgefäße erweitern sich schlagartig, und es kommt zum Druckabfall in den Gefäßen, was zum Kolabieren führen kann. Deshalb besondere Vorsicht beim Aussteigen aus dem Warmwasserbecken!

• Des weiteren können Atembeschwerden durch die Druckbelastung auf den Thorax entstehen. Gleichzeitig wird die Bauchdecke komprimiert, so daß die Bauchatmung erschwert wird, was zu Beklemmungen bis hin zur Klaustrophobie führen kann.

Vorteile:
• Der hydrostatische Druck hat eine entstauende Wirkung auf lymphatische Stauungsödeme.
• Der Venenrückfluß wird allein durch den Druck positiv beeinflußt und durch zusätzliche Bewegung im Wasser noch verstärkt. Das gilt sowohl für die oberflächlichen als auch für die tiefer gelegenen Venen.
• Durch den hydrostatischen Druck auf das Zwerchfell entsteht reflektorisch ein verstärkter Einatmungsimpuls, die Atmung wird forciert. Dies führt zu einer Steigerung der Atemminutenleistung (unabhängig von körperlicher Bewegung).
• Durch den hydrostatischen Druck wird das Ausatmen erleichtert und das Einatmen erschwert. Auf diese Weise kann die Atemhilfsmuskulatur durch regelmäßiges Training im Wasser schonend gekräftigt werden.

Wärmehaushalt und Wärmeregulation

Das Wasser leitet die Wärme fast 50mal schneller als Luft. Die unterschiedlichen Wassertemperaturen führen zu unterschiedlichen Durchblutungsreaktionen im Körper.
Wenn ein Mensch ruhig im Wasser liegt, sind die Wärmezentren des Körpers bemüht, eine konstante Körperkerntemperatur von + 37 °C aufrechtzuerhalten, unabhängig von den Schwankungen der Umgebungstemperatur. Bei hoher Umgebungstemperatur sind die Temperaturen von Körperkern und Körperschale fast identisch.
Bei niedriger Umgebungstemperatur sinkt die Temperatur der Extremitäten, so daß ein Temperaturgefälle zwischen Körperkern und Körperschale entsteht (Abb. 4).

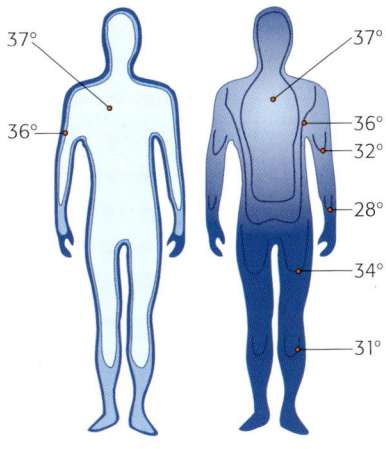

Abb. 4
Das Abfallen der Körpertemperatur bei niedriger Umgebungstemperatur

Der menschliche Organismus besitzt Temperaturfühler, die die Körpertemperatur registrieren. Einige dieser Temperaturfühler befinden sich im Temperaturregelzentrum im Zwischenhirn. Die Temperatur des Blutes, das durch diesen Hirnabschnitt fließt, wird als Körperkerntemperatur gemessen.
Andere Temperaturfühler sind die Wärme- und Kälterezeptoren der Haut. Diese melden jede Temperaturänderung der Hautoberfläche über die afferenten Bahnen an das Wärmeregulationszentrum (im Thalamus). Vom Wärmeregulationszentrum werden fördernde oder hemmende Reflexe an Herz und Kreislauf gesendet, um den Gesamtkreislauf an die veränderten Anforderungen anzupassen.
Bei Temperaturen unter der durchschnittlichen Hauttemperatur wird der

Körper versuchen, den Wärmeverlust so gering wie möglich zu halten. Die Hautdurchblutung wird gedrosselt und dadurch die Wärmeabgabe durch Konvektion (Wärmeableitung durch die Gefäße an die Hautoberfläche) verlangsamt.

Im umgekehrten Fall, wenn die Umgebungstemperatur höher ist als die Hauttemperatur, erweitern sich die hautdurchblutenden Gefäße maximal, um möglichst viel Blut und damit Wärme an die Körperoberfläche ableiten zu können. Beim warmen Wasser ist die Haut also verstärkt durchblutet, bei kaltem Wasser ist die Hautdurchblutung vermindert.

Das passiert beim Aufenthalt im warmen Wasser:

- Erhöhung des Stoffwechsels und des Energiehaushalts
- vermehrte Abgabe von Sauerstoff des Hämoglobins an die Gewebe
- Anregung der Enzymaktivität
- Steigerung von Immunreaktionen
- Steigerung der Pulsfrequenz
- Funktionssteigerung versagender Drüsen und Dämmung gesteigerter Hormonproduktion (z. B. wird eine Überfunktion der Schilddrüse verbessert)
- Zunahme der Elastizität von Bindegewebe und Muskulatur
- Herabsetzung des Muskeltonus (durch vermehrte Bildung von Azetylcholin wird der Tonus des sympatischen Systems herabgesetzt)
- krampflösende Wirkung bei Hohlorganen (z. B. kann in Magen und Darm die Verdauung normalisiert werden)

Bei zu kaltem Wasser setzen andere Mechanismen ein: Es kommt zu einer Kontraktion der Haarbalgdrüsen (Gänsehaut) und zur Steigerung des Ruhetonus der Skelettmuskulatur. Dazu tritt ein Bedürfnis nach aktiver Bewegung.

Während dieser Muskelarbeit abgebaute Nährstoffe werden in Wärme umgesetzt. Reichen diese Regulationsvorgänge nicht aus, kommt es zum »Kältezittern«. Leider ist das Kältezittern eine unökonomische thermoregulatorische Maßnahme, da während des Zitterns die Hautdurchblutung und dadurch auch die Wärmeabgabe an die Umgebung zunimmt.

Die dritte Maßnahme, von der der Körper Gebrauch macht, ist die Steigerung des Stoffwechsels im Fettgewebe zum Zwecke der Wärmeproduktion. Bei aktiver Muskelarbeit fordert die Muskulatur vermehrt Blut, was durch Umverteilung des Blutvolumens erreicht wird. Bei länger andauernder Muskelarbeit wird durch Reibung und Steigerung des Stoffwechsels in der Muskulatur so viel Wärme erzeugt, daß diese nach außen abgeführt werden muß. Diese Ableitung der Wärme kann im Wasser nur durch Konvektion passieren, da eine Verdunstungskühlung nicht möglich ist.

Da das Blutvolumen nicht ausreicht, um gleichzeitig alle Körperteile auf einmal zu durchbluten, entstehen Verschiebungen in der Durchblutung, d. h., einzelne Körperteile werden mehr oder weniger stark durchblutet. Wenn etwa ein Hautareal vermehrt durchblutet wird, hat dies eine Minderdurchblutung des darunterliegenden Muskels zur Folge. Haut, innere Organe und Muskulatur korrespondieren untereinander.

Körperbau und -fläche sind ebenfalls wichtige Faktoren, was die Körperreaktion auf thermische Reize betrifft. Eine lange, schlanke Person hat mehr Körperoberfläche im Verhältnis zu ihrem Volumen und reagiert deshalb intensiver auf Temperaturunterschiede als eine kleine, korpulente Person. Der Unterschied zwischen Schlanken und Korpulenten wird durch die Dicke des isolierenden Unterhautfettgewebes bei Kor-

pulenten noch verstärkt. Die bevorzugten Stellen der Wärmeabgabe sind die Extremitäten (Hände und Füße), da sie im Verhältnis zu ihrem Volumen relativ große Oberflächen besitzen.
Für die Wärmeregulation sind folgende Faktoren bestimmend:

- Dicke des Unterhautfettgewebes
- Verhältnis von Körpervolumen zu Körperoberfläche
- Nahrungsaufnahme
- Funktion des Bewegungsapparates
- Kreislauf
- Haut (Beschaffenheit)

Die Haut
Bei der Wärmeregulation spielt die Haut eine wichtige Rolle, weil die in der Haut enthaltenen Nervenelemente die entscheidenden Rezeptoren für die Reizerzeugung des Wassers sind. Die Haut ist außerdem ein wichtiges Organ im Immungeschehen, ein Speicherorgan und für Vorgänge der regulativen Blutverteilung entscheidend. Sie ist der »Reizvermittler« zwischen dem Organismus und der Außenwelt.
Die Durchfeuchtung der Haut und die dadurch bedingte Aufquellung der obersten Epidermisschichten führen zu einer Steigerung der Wärmeleitfähigkeit. Meist ist die Durchlässigkeit der Haut und damit der Stoffaustausch durch zivilisatorische Einflüsse wie Vitalstoffmangel der Nahrung, thermische Reizverarmung durch unzweckmäßige Kleidung oder Einwirkung chemischer Schadstoffe gestört.
Wiederholte thermische Reize des Wassers können als ein Funktionstraining der Wärmeregulation angesehen werden: Der Zustand der Haut sowie die Reaktion auf einen thermischen Reiz lassen sich durch neue Reize verbessern, damit wird der Wärmehaushalt auf längere Sicht optimiert.

Die Niere
Auch die Wirkung des Wassers auf die Nieren soll hier erwähnt werden.
Die wichtigste Funktion der Nieren ist die Regulation der Flüssigkeitsräume, des Elektrolyts und des Säuren-Basen-Haushalts. Durch die vermehrte Körperdurchblutung im Wasser werden auch die Nieren stärker durchblutet; dadurch erhöht sich die Aktivität in den Nieren (Filtration), was zu Harndrang führt.
Durch diese vermehrte Filtration werden auch verschiedene Mineralien und Elektrolyte ausgeschieden, wie z. B. Kalium, Natrium und Magnesium. Eine höhere Ausscheidung dieser Mineralien könnte eine Gefahr für Herzpatienten bedeuten, weil diese Mineralien wichtig für die ungestörte Muskelkontraktion und damit auch für die Herztätigkeit sind. Eine weitere Gefahr für Herzpatienten liegt darin, daß durch den Flüssigkeitsverlust das Blut dickflüssiger wird und das Thromboserisiko steigt. Dieses Risiko kann man zum Teil reduzieren, indem man vor der Wassergymnastik viel trinkt.

Kontraindikationen und mögliche Komplikationen

Bei bestehenden Krankheiten gilt es, in jedem Fall auf der sicheren Seite zu bleiben – bei geringster Unsicherheit den Arzt konsultieren!

Herz-Kreislauf-Erkrankungen
Bei Personen mit Herz-Kreislauf-Erkrankungen, z. B. nach Herzinfarkten, können Probleme durch den Wasserdruck und bei zu hoher Wassertemperatur auftreten (siehe S. 10).

Hautempfindlichkeit
Während des Aufenthalts im Wasser verlieren die oberen Hautschichten

Feuchtigkeit, der pH-Wert der Hautoberfläche verändert sich. Die Folge ist ein permanentes Abstoßen von Hautpartikeln, was zu einer rissigen Haut mit begleitendem Juckreiz führt.

Bei Hautempfindlichkeit sollte der Aufenthalt im Wasser verkürzt und besonderer Wert auf die anschließende Hautpflege gelegt werden, speziell bei stark gechlortem Wasser. Sogar bei Ekzemen, Schuppenflechte oder Neurodermitis kann Wassergymnastik betrieben werden, wenn Sie die Nachpflege besonders beachten.

Chlorwasser kann Rötungen und Juckreiz im Schleimhautbereich von Augen, Nase und Mund hervorrufen. Da die Konzentration des Chlors über der Wasseroberfläche oftmals größer ist als im Wasser, sollten sich empfindliche Personen nicht bis zum Hals im Wasser aufhalten, sondern eine geringere Wassertiefe aufsuchen.

Reizungen im Unterleib

Durch Unterkühlung können Irritationen im Unterleib auftreten. Wer hier empfindlich ist, sollte die Übungsdauer verkürzen, sich durch warmes Duschen gut vorwärmen oder Kälteschutzkleidung wie Neoprenanzug bzw. -hose verwenden.

Bei durch Bakterien verursachten Infektionen im Urogenitalsystem sollte die Infektion vor der Wiederaufnahme der Wassergymnastik völlig ausheilen. Vor Pilzinfektionen im Fußbereich kann sich der Übende schützen, indem er nach dem Aufenthalt im Wasser die Füße desinfiziert und anschließend sorgfältig zwischen den Zehen abtrocknet.

Entzündungen im Körper

Die verstärkte Kapillarisierung kann zur Erniedrigung der Blut-Gewebe-Schranke führen, Entzündungen (auch lokale wie chronische Sinusitis, Zahnentzündung)

können sich verteilen. Besonders bei Rheumatikern kann dies zu einer entzündlichen Reaktion am Herzen führen. Auch eine »stumme« Entzündung kann plötzlich aktiviert werden.

Verdauungsvorgänge

Unmittelbar nach ausgiebigen Mahlzeiten verschiebt sich der Blutkreislauf auf die Verdauungsorgane. Kommt es in dieser Zeit zu vermehrter Muskelarbeit durch körperliche Betätigung, wird im Körper mehr Blut benötigt, als zur Verfügung steht, was zu einer Sauerstoffunterversorgung des Hirns und damit zum Kolabieren führen kann. Dieser Zustand wäre besonders im Wasser sehr gefährlich.

Für wen empfiehlt sich Wassergymnastik?

Wassergymnastik ist grundsätzlich eine Bewegungsform für jedermann. Für viele Problemgruppen ist Wassergymnastik jedoch besonders vorteilhaft:

- Personen mit Wirbelsäulenproblemen
- Personen mit Beschwerden an den Gelenken
- Ältere
- Übergewichtige
- Osteoporosepatienten
- Diabetiker
- Personen mit Venenleiden
- Personen mit Gewebeschwäche/ Cellulitis
- Schwangere
- Leistungssportler
- zur Rehabilitation von Verletzten

Wirbelsäulenbeschwerden

Die Auftriebskraft des Wassers hat eine stark entlastende Wirkung auf Wirbelsäule und Bandscheiben. Durch die scheinbare Gewichtsverminderung reduziert sich die Haltearbeit der Muskulatur, die außerhalb des Wassers für die aufrechte Haltung zuständig ist. Der Muskeltonus der verspannten Muskulatur wird verringert; die Muskeln lockern sich.

Schäden an den Bandscheiben werden meist durch mechanische Überbeanspruchung (Fehlbelastung, Überbelastung) und durch örtliche Stoffwechselstörungen in den Bandscheiben (einseitige Belastung, Bewegungsmangel) ausgelöst. Dann kann die Bandscheibe ihre »Pufferfunktion« für die Wirbelsäule nicht mehr erfüllen (siehe Abb. 5).

nicht über den Blutkreislauf, da Bandscheiben keine Blutgefäße besitzen. Der Stoffwechselaustausch erfolgt ausschließlich durch Diffusion (Abb. 6).

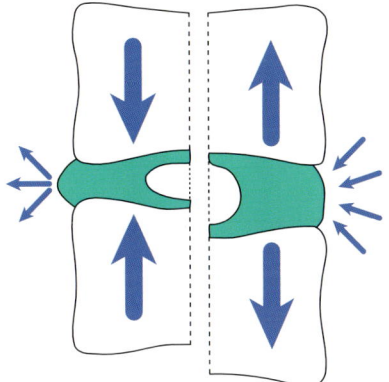

Abb. 6
Die Ernährung der Bandscheibe durch Sog: Am Tag verliert sie an Flüssigkeit, deshalb ist der Mensch abends kleiner; in der Nacht saugt sie sich voll

Mit steigendem Alter treten allmählich degenerative Erscheinungen und damit ein verlangsamter Stoffwechsel auf, was zum Nachlassen der Festigkeit und Belastbarkeit der Bandscheibe führt. Im ungünstigsten Fall kann der Faserknorpelring einreißen, das gallertige Bandscheibenkerngewebe austreten und auf naheliegende Nervenwurzeln drücken (Bandscheibenvorfall, Abb. 7).

Abb. 7
Schematische Darstellung eines Bandscheibenvorfalls

Halswirbelsäule (7 Halswirbel)

Brustwirbelsäule (12 Brustwirbel)

Lendenwirbelsäule (5 Lendenwirbel)

Bandscheibe

Kreuzbein

Steißbein

5
Pufferfunktion
Bandscheiben
rhalb der
elsäule
tenansicht)

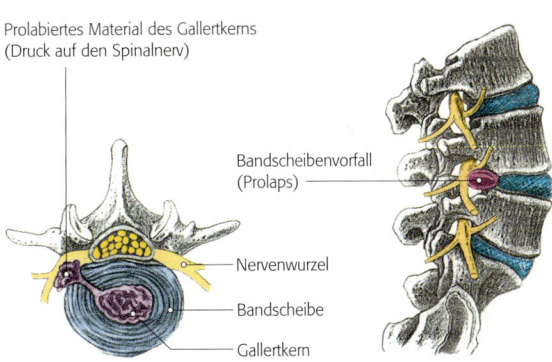

Prolabiertes Material des Gallertkerns (Druck auf den Spinalnerv)

Bandscheibenvorfall (Prolaps)

Nervenwurzel

Bandscheibe

Gallertkern

Die Bandscheibe ist ein Faserknorpelring mit einem Gallertkern in der Mitte, der den Druck ausgleicht. Im Unterschied zu anderen Körpergeweben ernährt sie sich

Um einen möglichst ungestörten Stoffwechsel gewährleisten zu können, brauchen die Bandscheiben Bewegung. Durch eine regelmäßige, wechselnde und möglichst axiale Druckbelastung wird die Diffusion und damit der Stoffwechselaustausch gewährleistet.

Für Personen mit gravierenden Problemen an den Bandscheiben empfiehlt sich besonders das Üben in der Rückenlage oder wenigstens im tieferen Wasser, wo der Auftrieb höher ist. So sind die Bandscheiben weitgehend entlastet.

Durch Übungen zur Muskelkräftigung wird diese Wechseldruckbelastung ideal gefördert und die wirbelsäulenstabilisierende Muskulatur gekräftigt. Besonders geeignet ist hier das Gesundheitsschwimmen.

Gelenkbeschwerden und Rehabilitation

Durch den Wasserauftrieb entlastet, können sich die Gelenke viel freier bewegen. Belastungsbedingte Schmerzen und daraus resultierende Bewegungseinschränkungen werden erheblich verringert.

Das Wasser unterstützt die Aufwärtsbewegung und dämpft den Aufprall bei Abwärtsbewegungen. Sogar bei Kniearthrosen sind Laufen und Springen im Wasser möglich, was an Land schmerzhaft oder unmöglich wäre.

Nach Verletzungen entstehen oft Ödeme im Gewebe oder in den Gelenken. Durch den Wasserauftrieb wird die Druckbelastung durch diese Ödeme vermindert.

Bei Gelenkbeschwerden sollten die Bewegungen grundsätzlich langsam und kontrolliert ausgeführt werden. Durch den Wasserwiderstand werden schnelle Bewegungsabläufe von allein gebremst, so daß keine ruckartigen und unkontrollierten Bewegungen auftreten. Die Gelenke werden langsamer belastet, und die Muskulatur wird länger beansprucht.

Dieser muskelkräftigende Aspekt ist besonders wichtig, weil bei Gelenkbeschwerden häufig Schonhaltungen und damit verbundene Muskelatrophien auftreten. Mit gezieltem Training der gelenkstabilisierenden Muskulatur wird das Gelenk entlastet und belastungsfähiger.

Durch die verschiedenen Kräfte, die im Wasser auf den Körper wirken, werden nicht nur einzelne Muskeln isoliert trainiert, sondern ganze Muskelschlingen, was sich positiv auf die inter- und intramuskuläre Koordination auswirkt.

Dieser Aspekt ist beim Rehabilitationstraining von Bedeutung. Hierfür ist auch wichtig, daß begleitend das Herz-Kreislauf-System trainiert wird. Das kombinierte Kraft- und Ausdauertraining bedeutet für viele Sportler eine schnellere Wiederherstellung der Leistungsfähigkeit. Die gesteigerte Belastungsfähigkeit gegenüber dem Training an Land wirkt sich auf den Verletzten motivierend aus.

Nicht nur Kraft, sondern auch die Beweglichkeit wird trainiert. Durch die Auftriebswirkung des Wassers wird die Bewegungsamplitude größer; außerdem kann im warmen Wasser leichter gedehnt werden, da der Muskeltonus geringer wird.

Senioren

Ältere Personen leiden oft unter den verschiedensten degenerativen Erscheinungen am Bewegungsapparat und am Herz-Kreislauf-System. Bevor mit der Wassergymnastik begonnen wird, sollte ein Arzt konsultiert werden, um die möglichen Risikofaktoren abzuklären. Besonders wichtig ist dies bei Herz-Kreislauf-Erkrankungen, da das Herz-Kreislauf-System im Wasser stärker belastet wird als an Land.

Das Wasser übt einen verstärkten Druck auf die Blutgefäße aus, was zu einer Blutvolumenverschiebung in Richtung Herz führt. Daraus resultiert eine Mehrbelastung des Herzmuskels und ein erhöhter Sauerstoffbedarf. Das kann bei Personen, die an Herzkranzgefäßverkalkung leiden, zu Komplikationen führen, da der Herzmuskel nicht ausreichend mit Sauerstoff versorgt werden kann. Ähnlich bei Bluthochdruck: Auf lange Sicht wirkt sich ein regelmäßiges Training zwar blutdrucksenkend aus, Tatsache aber ist, daß der Blutdruck beim Eintauchen ins Wasser zuerst einmal weiter steigt. Das Programm muß also am Anfang richtig dosiert werden. Wegen der großen Wärmeleitfähigkeit des Wassers reagiert der Körper auf Auskühlung durch instinktive Reflexe mit einer Verschiebung des Blutvolumens von der Peripherie Richtung Körperkern (siehe Kapitel »Wärmehaushalt und Wärmeregulation«, S. 11). Gleichzeitig tritt eine Herzfrequenzverlangsamung ein. Vor allem wenn herzfrequenzsenkende Medikamente (z. B. Betablocker) eingenommen werden, ist es besonders wichtig, den Arzt zu konsultieren, weil beim Aufenthalt im Wasser das Herzschlagvolumen größer und die Herzfrequenz langsamer wird. Positiv wirkt sich der Wasserdruck auf die Atmung aus. Das Ausatmen wird durch das Zusammendrücken des Brustraums erleichtert bzw. vertieft. Dagegen ist die Einatmung erschwert, und die Atemhilfsmuskulatur muß verstärkt arbeiten. Diese kräftigende Wirkung auf die Atmung ist besonders bei Senioren von Bedeutung, weil mit zunehmendem Alter die Elastizität der Lungenbläschen und des Lungengewebes abnimmt und die Atmung dadurch »flacher« wird. Eine kräftige Atemhilfsmuskulatur verbessert langfristig die Vitalkapazität.

Auf den Bewegungsapparat wirkt sich das Training im Wasser selbstverständlich ebenso positiv aus. Durch gezielte Übungen kann der Stoffwechsel der Gelenke erhalten oder sogar verbessert und so das Fortschreiten der degenerativen Erscheinungen gebremst werden; die Beweglichkeit bleibt erhalten.

Übergewicht

Stark übergewichtige Menschen müssen sich meistens auf gelenkschonende Sportarten wie etwa Radfahren oder auf leichte gymnastische Übungen beschränken. Im Wasser können sie dagegen sogar laufen und hüpfen, da durch die Auftriebskraft das Körpergewicht stark reduziert ist (siehe unter »Auftrieb«, S. 8). Außerdem führt die Herz-Kreislauf-Belastung zu einem verstärkten Stoffwechsel.

Die Temperaturregulation regt den Stoffwechsel zusätzlich an. Nur durch das Stehen im Wasser allein wird der Grundenergieumsatz bereits erhöht. Je nach Dicke des Fettgewebes beträgt die Energieumsatzsteigerung bei etwa 25 °C ca. 20–30 %.

Wer nur mit verschiedenen (meistens einseitigen) Diäten in möglichst kurzer Zeit abnehmen möchte, ist schon am Anfang zum Scheitern verurteilt. Es ist ein sehr langwieriger Prozeß, der viel Disziplin erfordert. Mit vernünftiger Ernährung und viel Bewegung stellt sich der Erfolg schneller ein und ist vor allem bleibender. Denn während einer Crash-Diät nimmt man zwar innerhalb von wenigen Tagen ein paar Kilo ab, sobald man aber mit der Diät aufhört, legt man in kürzester Zeit alles wieder zu, was man sich mit so viel Mühe abgehungert hat. Der Körper ist »ausgehungert« und speichert anschließend alles, was er bekommt, um so mehr.

Bei körperlicher Belastung wird der Stoffwechsel angekurbelt, weil der Körper mehr Energie braucht. Bei längerer unterschwelliger Ausdauerbelastung (50–60 % des Maximalpulses) werden vermehrt Fettsäuren verbrannt.

Je nach Leistungsniveau setzt die Fettverbrennung früher oder später ein. Das absolute Minimum sind 20–30 Min. Je länger unterschwellig trainiert wird, um so mehr verschiebt sich der Energieverbrauch in Richtung Fettverbrennung. Erst nach ca. 90 Min., wenn alle Kohlenhydratspeicher bis auf die Reserven verbraucht sind, arbeitet der Körper ausschließlich unter Fettverbrennung. Wer abnehmen möchte, sollte also möglichst lange mit Pulsfrequenzen von 50–60 % der maximalen Leistungsfähigkeit trainieren.

Wassergymnastik ist für den Übergewichtigen eine gelenkschonende Bewegungsform, die sich auch außerordentlich gut als diätbegleitende Maßnahme eignet. Mit gezielten Übungen kann man die Schwachstellen und Problemzonen bekämpfen. Eine Gewichtsreduktion geht häufig mit einer Gewebeerschlaffung einher – die Massagewirkung des Wassers strafft das Gewebe während des Trainings.

Durch regelmäßiges Training kann man eine Gewichtsabnahme erzielen, die Figur durch gezielte Übungen formen und das Gewebe straffen, ohne die Gelenke zu belasten.

Osteoporose

Die größte Knochenmasse erreicht ein Mensch zwischen dem 30. und 40. Lebensjahr. Danach geht ständig Knochenmasse verloren. So hat ein 70jähriger nur noch ca. zwei Drittel eines 30jährigen, ohne daß sich die äußeren Strukturen der Knochen ändern.

Meist hat dies keine spürbaren Folgen. Zum Teil geht mit zunehmendem Alter beschleunigt Knochenmasse verloren, was zu einem größeren Risiko von Knochenbrüchen führt.

Für diesen Prozeß gibt es verschiedene Ursachen. Die drei Hauptursachen sind:
- Mangel an Sexualhormonen (Östrogenen)
- fehlerhafte Ernährung
- Bewegungsmangel

Muskeltraining fördert dagegen den Knochenaufbau und -erhalt. Gerade die Wassergymnastik eignet sich hervorragend zur Prävention der Osteoporose. Die meisten Brüche treten bei Osteoporosepatienten bei Stürzen durch Unachtsamkeit auf. Regelmäßiges Training steigert auch die allgemeine Reaktionsfähigkeit und mindert damit die Sturzgefahr.

Da die Verletzungsgefahr beim Üben im Wasser geringer ist als beim Training in der Sporthalle, kann die Verletzungsamgst reduziert werden, was wiederum ein erheblicher psychischer Faktor ist. Der Teilnehmer lernt, daß das Wasser alle Bewegungen bremst, auch die Fallbewegung. Das stärkt das Selbstbewußtsein: Das allmähliche Vertrauen motiviert den Teilnehmer zum Ausprobieren neuer Bewegungen ohne Angst. So kann der Osteoporosepatient risikolos die Muskulatur trainieren und Koordination, Körpergefühl und Gleichgewicht verbessern, was wiederum der Verletzungsprophylaxe dient.

Diabetiker

Regelmäßige körperliche Bewegung ist ein wichtiger Bestandteil der Diabetestherapie, gleichwertig mit Diät und Insulin. Bewegung ist eine Indikation zur Blutzuckersenkung.

80 % der Diabetiker sind die sogenannten Typ-II-Diabetiker. Sie leiden unter »relativem Insulinmangel«, d. h., die Bauchspeicheldrüse allein ist nicht in der Lage, ausreichend körpereigenes Insulin zu produzieren. Bei Typ-II-Diabetikern wird Sport als gezielte Behandlungsmaßnahme verordnet, um den Stoffwechsel zu regulieren.

Vermehrte Bewegungsaktivität begünstigt die Aufnahme von Glukose aus dem Blut in die Muskelzelle. Die Muskelzelle verbrennt die Glukose als Energie bei der Muskelarbeit. Sie wird »natürlich« abgebaut, was zu geringerem Insulinbedarf führt.

Eine Zunahme der Körpermuskelmasse durch Training kann auch bei gleicher Kapazität der Glukoseausschöpfung pro kg Körpergewicht zu einer verbesserten Gesamtglukoseverwertung führen. Weiter kann durch die körperliche Aktivität die Insulinrezeptorenbildung gesteigert werden.

Rund 80 % der Typ-II-Diabetiker sind übergewichtig und leiden an Störungen des Stoffwechsels, was wiederum das Risiko für Arteriosklerose beschleunigt. Wichtiges Fernziel ist deshalb eine Verminderung der Gewichtszunahme bzw. eine Gewichtsabnahme, um die Stoffwechselfunktion zu verbessern.

Diabetiker leiden häufig unter schweren peripheren Durchblutungsstörungen. Mit gezieltem Ausdauertraining wird eine vermehrte Kapillarisierung erreicht und damit die periphere Durchblutungsstörung verzögert. Außerdem wirkt sich das Ausdauertraining günstig auf die allgemeine Leistungsfähigkeit des Herz-Kreislauf-Systems aus.

In Anbetracht des erhöhten Risikos für Fußkomplikationen bei Patienten mit peripherer Polyneuropathie, die beim Sport mit falschem Schuhwerk auftreten kann, ist Wassergymnastik barfuß ganz besonders zu empfehlen.

Bedeutungsvoll sind auch die positiven psychischen bzw. psychosozialen Wirkungen, die zu einer verbesserten Lebensqualität führen. Folgende Ziele können durch körperliche Bewegung erreicht werden:
• positive Einstellung zur Bewältigung der Diabetes
• Motivation zu weiteren sportlichen Aktivitäten
• Steigerung des Selbstwertgefühls
• Verbesserung des allgemeinen Befindens

Die restlichen 20 % der Diabetiker sind Typ-I-Diabetiker. Diese Gruppe hat keine eigene Insulinproduktion, sondern ist auf Insulin durch Injektionen angewiesen. Sport wird nicht als Therapie zur Stoffwechselregulierung eingesetzt. Doch auch der Typ-I-Diabetiker erfährt positive Aspekte wie Motivation zu einer gesundheitsbewußten Lebensweise, Entwicklung eines positiven Körper-Selbstbildes, Förderung von Selbstkontrolle und Steuerung, Prävention gegen andere Folgeerkrankungen wie z. B. Herz-Kreislauf-Erkrankungen oder Neuropathie, außerdem eine Verbesserung der Lebensqualität (Mitbeteiligung in der Gemeinschaft).

Venenleiden

Der hydrostatische Druck im Wasser wirkt sich günstig auf Stauungen im Venen- und Lymphsystem aus. Venöse und lymphatische Stauungsödeme werden gleichmäßig belastet, was eine entstauende Wirkung hat. Der Wasserdruck verengt die Venen passiv; durch zusätzliche Bewegung wird diese Wirkung noch verstärkt. Dadurch wird der Rückfluß erleichtert, was die Wiederherstellung der Klappenfunktion zur Folge hat.

Dies gilt nicht nur für die oberflächlichen, sondern auch für die tiefgelegenen Venen. Die verengende Wirkung wird durch Komprimierung der Muskulatur – die »Muskelpumpe« – noch verstärkt.

Die Venen sorgen für den Rücktransport der entstehenden Stoffwechselabfallprodukte. Ein Teil der Abfallprodukte wird über das Lymphsystem abtransportiert, das »Kanäle« mit größerem Durchmesser besitzt als die Kapillaren. Die Aufgabe dieser beiden Systeme ist es, Flüssigkeit und Stoffwechselprodukte aus den Extremitäten in den Rumpf zurückzupumpen.

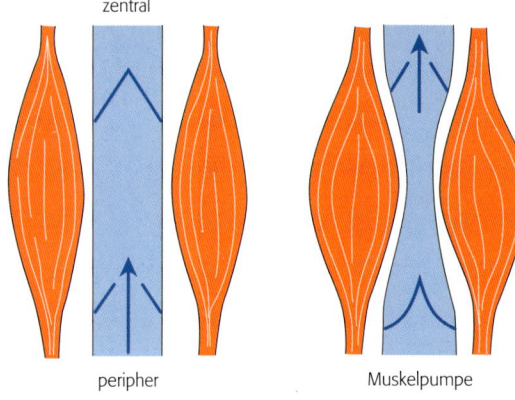

zentral

peripher

Muskelpumpe

Abb. 8
Die Wirkungsweise der Muskelpumpe

Die Herzpumpe reicht dazu aus, die Organe mit Blut und Nährstoffen zu versorgen, aber nicht, um den Rückfluß aus den Venen zu unterstützen. Dazu wird die Skelettmuskulatur als Antriebspumpe benutzt. Durch die Kontraktion vergrößert sich der Querschnitt der Muskulatur, die so Druck auf das umgebende Gewebe, also auch auf die Venen und Lymphgefäße ausübt. Beide Gefäßsysteme sind mit kleinen Klappen ausgestattet, die den Rückfluß des Blutes in die Extremitäten verhindern. Bei jeder Kontraktionsphase der Muskulatur wird das Blut bzw. die Lymphe nach oben gepumpt. Wenn der Druck

durch die Kontraktion nachläßt, schließen sich die Klappen wieder. Deshalb ist die Bewegung, die den Wechsel von Spannung und Entspannung der Muskulatur (besonders der Wadenmuskulatur) verursacht, von großer Bedeutung für die einwandfreie Venenarbeit (siehe Abb. 8).

Da der Wasserdruck mit zunehmender Tiefe steigt, wirkt der Druck auf die tiefer gelegenen Bereiche der Beine wie eine Bandagierung. Kälteres Wasser verstärkt diese verengende Wirkung auf die Venen noch zusätzlich. Der Kältereiz allein hat schon eine »Trainingswirkung« auf die Blutgefäße. Bei warmem Wasser können die Beine anschließend mit kalten Güssen behandelt werden.

Die Wassertemperatur sollte jedoch nicht mehr als 32 °C betragen. Danach ist Ruhen mit hochgelagerten Beinen angezeigt.

Für Personen, die unter Venenproblemen leiden, empfehlen sich besonders Übungen im Gehen und Laufen, da die Wadenmuskulatur bei der Abrollbewegung verstärkt eingesetzt wird. Eine empfehlenswerte Variante ist das »Aquajogging« mit einem den venösen Rückstrom begünstigenden Synergismus: Bewegung, Kompression und venentonisierender Kältereiz.

Gewebeschwäche/Cellulitis

Immer mehr Frauen leiden unter Cellulitis bzw. »Orangenhaut« – die Verbreitung nimmt immer mehr zu, die Betroffenen werden immer jünger, und zunehmend tritt Cellulitis auch bei Männern auf. Die unschönen, meist deutlich sichtbaren Veränderungen und Verdickungen der Hautoberfläche sind mehr als nur ein ästhetisches Problem. Aufgrund der Beschaffenheit des Gewebes lassen sich Schlüsse auf die Lebensäußerungen der Organe und den örtlichen und allgemeinen Gewebestatus ziehen. Das Gewebe ist Ausdruck vieler funktioneller Vorgänge: Blut- und Gewebeeiweißstoffwechsel, Enzymtätigkeit, Hormonwirkung und Alterung sowie örtliche Blutversorgung.

Folgende Störungen können auftreten:
• Überlastung des Bindegewebes als Speicherorgan
• Versagen des Bindegewebes als Abwehrorgan (Störungen bei der Bildung von Antikörpern, die für das Immunsystem wichtig sind)

Diese Prozesse spiegeln sich vor allem in der Elastizität und den Durchblutungsverhältnissen des Gewebes wider. Cellulitis ist also das Ergebnis eines gestörten Stoffwechsels und äußert sich in unregelmäßigen Verdickungen und Dellen meistens an den Außenseiten der Oberschenkel, aber auch an Gesäß, Bauch, Hüfte und Oberarmen. Die Haut ist schlaff und wirkt angeschwollen. Die Hautfarbe ist wegen der schlechten Durchblutung blaß und fahl, die Hauttemperatur kühler als an anderen Stellen. Außerdem ist die Haut schmerzempfindlicher.
Frauen neigen eher zu Cellulitis, weil sie einen höheren Körperfettanteil besitzen als Männer und die Struktur des Unterhautfettgewebes anders aufgebaut ist. Die Fettzellen werden schon vor der Pubertät angelegt. Entscheidend ist, daß nur die Zellen, die vor der Pubertät angelegt werden, sich später füllen können.
Celullitis entsteht durch aufgeblähte Fettzellen im Unterhautfettgewebe.
Die Fettzellen können sich bis auf das Zehnfache vergrößern. Genauer handelt es sich um eine mangelnde Entsorgung von Stoffwechselabfallprodukten, die sich in den Fettzellen ansammeln.

Der Blutkreislauf und das Lymphsystem sind für den Abtransport zu den Ausscheidungsorganen (Darm, Lunge, Nieren, Haut) zuständig, aber auch für den Transport zur Versorgung verschiedener Organe. Bewegung ist deshalb wichtig für die Muskelpumpe, die den Rückfluß aus den Venen und dem Lymphsystem erleichtert (siehe Kapitel »Venenleiden«, S. 19).
Neben der Aufgabe des Kälteschutzes und des Schutzes der inneren Organe dient das Unterhautfettgewebe aber auch als Speicher für Wasser und Nährstoffe.

Es gibt verschiedene Faktoren, die das Entstehen von Cellulitis begünstigen:
• Bewegungsmangel
• Übergewicht
• falsche Ernährung
• Vererbung
• schwaches Bindegewebe
• hormonelle Ursachen
• chronische Stoffwechselerkrankungen

Jede Bewegung im Wasser löst eine Wasserzirkulation aus: Das bewegte Wasser hat eine regelrechte Massagewirkung auf das Gewebe. Diese Wasserzirkulation zusammen mit dem Temperaturreiz fördert die Durchblutung der Haut und des Bindegewebes.
Auch das Arbeiten gegen den Wasserwiderstand und gegen den Druck des Wassers bewirkt eine effektvolle Massage, die den Stoffwechsel im Unterhautfettgewebe, also genau am richtigen Ort, ankurbelt.
Der Massageeffekt des Wassers regt außerdem den venösen Blutkreislauf an, was verstärkt zum Abtransport von Schlackestoffen führt. Mit dem speziellen Massageeffekt durch die Bewegung im Wasser und vernünftiger Ernährung kann man durchaus etwas gegen Celullitis tun.

Schwangerschaft

Frauen, die in der Schwangerschaft regelmäßig schwimmen oder Wassergymnastik betreiben, leiden viel weniger unter schwangerschaftstypischen Beschwerden. Sportliche Betätigung in der Schwangerschaft wirkt kreislaufanregend, fördert die Gesundheit und das Wohlbefinden. Das Bewegen im Wasser hilft der werdenden Mutter, ihre Schwangerschaft erlebnisreicher zu spüren und ihren Körper bewußter zu empfinden. Auch der Fötus schwimmt im Wasser, das schwerelose Bewegen der Mutter gefällt dem Kind.

Jedoch sollte jede sportliche Betätigung ohne Leistungsdruck durchgeführt werden. Dann ist Aktivität bei einer normal verlaufenden Schwangerschaft kein Problem. Beginnen Sie mit dem Training langsam, besonders in den ersten drei Schwangerschaftsmonaten. In dieser Zeit sind Müdigkeit, Kreislaufschwäche und niedriger Blutdruck häufige Begleiterscheinungen. Durch Bewegung kann man den Kreislauf sanft aktivieren, den Blutdruck normalisieren und eventuelle nervliche Anspannungen wieder lösen. An den Tagen, an denen Sie Ihre Periode hätten, sollten Sie sich etwas mehr schonen – in dieser Zeit besteht ein erhöhtes Risiko für eine Fehlgeburt. Wichtig ist, die Signale des Körpers wahrzunehmen und nach dem eigenen Gefühl zu gehen – bewegen Sie sich in dem Ausmaß, in dem Sie sich wohl fühlen. Beim geringsten Zweifel sprechen Sie mit Ihrem Arzt oder der Hebamme.

Durch den Auftrieb fällt schwangeren Frauen die Gymnastik im Wasser leichter als an Land, so daß ein Bewegungstraining bis zum fortgeschrittenen Schwangerschaftsstadium durchgeführt werden kann. Schwimmen oder Wassergymnastik sind Bewegungsformen, die Schwangere theoretisch bis zu zwei Wochen vor der Geburt ausführen können. Auf die durch die Schwangerschaft vermehrt beanspruchte Rückenmuskulatur, die Gelenke sowie die Muskulatur der unteren Extremitäten, die durch das vermehrte Gewicht besonders beansprucht sind, wirkt eine geringere Belastung. Das Aufheben der Schwere wirkt sich entspannend und wohltuend entlastend aus.

In der zweiten Schwangerschaftshälfte kann es durch eine straffe Bauchdecke und das Gewicht des Kindes bei Gymnastik an Land in der Rückenlage zu einem erhöhten Druck auf die vor der Wirbelsäule liegende Hohlvene kommen. Dabei wird der Blutrückfluß zum Herzen vermindert, was zu Atemnot und Kreislaufbeschwerden (Kreislaufkollaps) führen kann. Dieses »Vena-cava-Syndrom« kann bei der Wassergymnastik nicht auftreten, da im Wasser durch den Auftrieb andere Druckverhältnisse herrschen.

Durch hormonelle Veränderungen wird das Bindegewebe in der Schwangerschaft weicher, was zu Stauungen in den Beinen und zur Bildung von Krampfadern führen kann. Der Kältereiz ist hier durchblutungsfördernd, und der hydrostatische Druck wirkt sich günstig auf Stauungen in den Venen und im Lymphsystem aus. Bewegung im Wasser entlastet die Venen und aktiviert die Venenpumpe, was Krampfadern entgegenwirkt. Auch andere Beschwerden wie Durchblutungsstörungen, Ödeme und Schwangerschaftsstreifen durch Bindegewebsschwäche können gemindert werden.

Das vegetative System, das u. a. die Verdauung steuert, wird angeregt und die in der Schwangerschaft oft auftretende Darmträgheit und Verstopfung gemindert. Durch den erhöhten Stoffwechsel haben Frauen, die regelmäßig schwimmen und Wassergymnastik betreiben, so gut wie keine Probleme mit übermäßiger Gewichtszunahme. Die Gymnastik im Wasser trägt dazu bei, die Muskulatur im Beckenbodenbereich zu lockern und eventuelle Verkrampfungen zu lösen (Voraussetzung ist allerdings ausreichend warmes Wasser). Später kann der Geburtsvorgang erleichtert werden. Für die Wassergymnastik bzw. das Schwimmen in der Schwangerschaft ist eine wärmere Wassertemperatur von ca. 29–30 °C vorteilhaft. Bei dieser Temperatur kann sich die Muskulatur entspannen, ohne daß es zur Überforderung des Kreislaufs oder zu einem Wärmestau kommt. Besonders empfehlenswert sind Übungen in der Rückenlage. Dabei die Übungen nicht zu kraftvoll ausführen und je nach Befinden die Übungsdauer und die Wiederholungszahl begrenzen. Hüpfbewegungen können einen unangenehmen Druck auf die Blase ausüben und sollten deshalb eher vermieden werden.

Nach der Bewegung im Wasser empfiehlt sich eine Ruhepause, um den Kreislauf und die verschiedenen Stoffwechselvorgänge wieder zu normalisieren. Die Nachruhe bietet außerdem die Möglichkeit, den Körper stärker wahrzunehmen.

In der Schwangerschaft sollte ganz besonders die Körperpflege beachtet werden. Aufgrund der Veränderung des Scheidenmilieus durch die Schwangerschaftshormone sind werdende Mütter anfälliger für bestimmte Erkrankungen, z. B. Infektionen mit Pilzen. Daher sollten milde Reinigungsprodukte, die den Säuremantel der Haut nicht zerstören, verwendet werden. Eine gepflegte und saubere Haut ist Krankheitserregern nur schlecht zugänglich. Wenn das Hallenbad regelmäßig gereinigt und desinfiziert wird, ist die Ansteckungsgefahr kaum größer als im eigenen Badezimmer.

Nach der Entbindung eignet sich die Wassergymnastik ganz besonders, um die überdehnte, schlaffe Muskulatur im Bauch- und Beckenbereich zu kräftigen, Bänder und Sehnen zu festigen und die Haut zu straffen. Allerdings ist das Baden in den ersten Wochen nach der Entbindung verboten, da die Gebärmutter noch nicht geschlossen und dadurch das Infektionsrisiko besonders groß ist. Außerdem dürfen keine Hautverletzungen oder Entzündungen an den Brustwarzen vorliegen.

Der Zeitpunkt der Wiederaufnahme des Schwimmens und der Wassergymnastik sollte mit dem behandelnden Arzt abgesprochen werden.

Leistungssport

Wassergymnastik ist auf keinen Fall nur als »Hausfrauengymnastik« zu sehen. Im Bereich des Leistungssports können damit verschiedene Ziele verfolgt werden:

- sportartspezifisches Krafttraining
- Ausgleichsgymnastik
- Verbesserung der Beweglichkeit
- Verbesserung der Koordination
- zusätzliches, gelenkschonendes Ausdauertraining (Aquajogging)
- Regeneration
- Rehabilitation nach Verletzungen

Wassergymnastik als sportartspezifisches Krafttraining

Beim Krafttraining an Land steht der Sportler meist unter Extrembelastungen, was den Bewegungsapparat betrifft, weil er immer wieder die eigene Schwerkraft überwinden muß.

Im Wasser kann das Krafttraining gelenkschonender ausgeführt werden. Der Widerstand wird durch die Geschwindigkeit der Bewegung und durch die Vergrößerung der Angriffsfläche stufenlos variiert. Schon eine Verdoppelung des Bewegungstempos bewirkt die Vervierfachung der aufzuwendenden Kraft. Durch Benutzung verschiedener Geräte, die den Widerstand vergrößern (Schwimmbretter, Paddles), oder durch das Variieren der Handstellung (Faust, offene Hand) kann die Kraftentwicklung variiert werden.

Ein weitere Vorteil, den das Krafttraining im Wasser hat, ist der, daß die Bewegungsgeschwindigkeit während der gesamten Übung konstant gehalten werden kann, d. h., es gibt keine Belastungsspitzen (Arbeitswinkel, in denen die Gelenke extrem belastet werden), und die Muskulatur hat Zeit, sich auf der gesamten Länge gleichmäßig zu kontrahieren, was einen gleichbleibenden Kraftverlauf durch die gesamte Bewegung erlaubt.

Wassergymnastik als Ausgleichsgymnastik

In jeder Sportart gibt es Muskeln und Muskelgruppen, die weniger oder gar nicht beansprucht werden. Wenn man es versäumt, diese zu trainieren, können sogenannte muskuläre Dysbalancen durch Schwächung oder Verkürzung entstehen.

Eine Dysbalance in der Muskulatur wirkt sich negativ auf den Bewegungsablauf aus und kann im schlimmeren Fall sogar zu Verletzungen führen. Je ausgewogener die Muskulatur trainiert ist, um so besser wird qualitativ die Bewegung.

Wassergymnastik zur Verbesserung der Beweglichkeit

Die Beweglichkeit läßt sich in vielen Fällen leichter trainieren als an Land. Durch den Auftrieb muß nicht das Eigengewicht z. B. der Extremitäten getragen werden; die Muskulatur ist durch den gesenkten Muskeltonus entspannter

und läßt sich so leichter dehnen (siehe Kapitel »Gelenksbeschwerden und Rehabilitation«, S. 16).

Wassergymnastik zur Verbesserung der Koordination

Das Gleichgewicht ist eine koordinative Fähigkeit, die sich besonders gut im Wasser trainieren läßt. Allein das Stehen im Wasser ist am Anfang nicht selbstverständlich. Der Körper und die Muskulatur müssen immer wieder auf die verschiedenen Kräfte, die im Wasser wirken, reagieren und sich auf neue Lagen einstellen. Das fördert die Koordination im inter- und intramuskulären Bereich.

Außerdem lassen sich koordinativ schwierige Bewegungsabläufe im Zeitlupentempo trainieren. Allerdings ist bei der direkten Übernahme der Bewegung aus dem Wasser auf das Land Vorsicht geboten. Die Propriozeptoren geben im Wasser keine exakte Information, d. h., die Wahrnehmung der Rezeptoren, die die Muskelanspannung registrieren, ist verfälscht.

Das Training im Wasser kann also nur bedingt auf das Training an Land übertragen werden.

Wassergymnastik als zusätzliches Ausdauertraining

Hochleistungssportler, die sehr große Trainingspensen absolvieren (bei Ausdauersportlern sind 40 Std. pro Woche keine Seltenheit), können den Trainingsumfang oder die -intensität oftmals nicht mehr steigern, ohne daß sich das negativ auf den Bewegungsapparat auswirken würde. In diesem Fall ist das Aquajogging (mit Weste im tiefen Wasser) eine gute Alternative. Der Sportler kann ein gelenkschonendes Herz-Kreislauf-Training mit geringer Verletzungsgefahr absolvieren. Außerdem wirkt der Wasserwiderstand muskelkräftigend, und die rhythmische Bewegung fördert den Gelenkstoffwechsel und verbessert den venösen Blutrücktransport.

Wassergymnastik als Regenerationsmaßnahme

Wasser hat eine regenerationsfördernde Wirkung auf das Gewebe. Verschiedene Reize des Wassers (thermische Reize, Druck etc.) beeinflussen die Durchblutung und die Lymphzirkulation. Dadurch wird der Stoffwechsel verstärkt angekurbelt. Der Massageeffekt wirkt sich positiv auf Gewebe und Muskulatur aus, er entstaut und entspannt.

Die Regeneration beginnt schon während des Trainings im Wasser: Durch die gesteigerte Durchblutung wird auch der venöse Kreislauf angeregt, was den Abtransport von Stoffwechselabfallprodukten begünstigt. Durch den erhöhten Stoffwechsel in der Muskulatur wird die Dehnfähigkeit auch in der tiefer gelegenen Muskulatur verbessert und der Muskeltonus verringert. Die Muskulatur wird entspannter und lockerer.

Wassergymnastik zur Rehabilitation

Das schlimmste für jeden verletzten Sportler ist die Inaktivität. Plötzlich kann er mit seinem Körper nichts anfangen. Längere Inaktivität kann regelrecht zu Depressionen führen. Im Wasser kann der verletzte Sportler wieder relativ früh anfangen zu trainieren und sein psychisches Wohlbefinden verbessern.

Bei der Krankengymnastik wird meistens nur der verletzte Körperteil langsam mobilisiert und gekräftigt, die restliche Muskulatur aber vernachlässigt. Im Wasser kann etwa nach einer Knieverletzung relativ früh mit dem Ausdauertraining begonnen werden, ohne das verletzte Gelenk übermäßig zu belasten. Weiter kann das Training der Rumpfmuskulatur wiederaufgenommen und so ein größerer Trainingsrückstand ver-

mieden werden. Der durch die Bewegung angeregte Stoffwechsel wirkt sich positiv auf die verletzte Region aus. Auch die ersten Geh- und Laufversuche können früher unternommen werden, wobei eine Schonhaltung weitgehend vermieden wird. Eine solche Schonhaltung könnte später zu muskulären Dysbalancen führen, die wiederum ausgeglichen werden müßten. In diesem Fall empfiehlt sich das Aquajogging, zuerst im tiefen Wasser, bei vermehrter Belastbarkeit im brusttiefen Wasser, um eine größere Muskelatrophie zu verhindern und die muskuläre Koordination zu erhalten.

Trainingsbedingungen und Trainingsgrundsätze

Schwimmbecken und Wassertemperatur

In öffentlichen Bäder sollte man darauf achten, daß man die Zeit wählt, in der das Bad am wenigsten frequentiert ist, um ein ungestörtes Training zu gewährleisten.

Empfehlenswert wäre ein Becken mit langsam abfallendem Boden, so daß man je nach Körpergröße die richtige Übungstiefe wählen kann. Die optimale Wassertiefe liegt zwischen Bauchnabel und Brust (110–150 cm). Das Wasser darf nicht zu tief sein, um die Standfestigkeit nicht zu gefährden. Es sollte möglich sein, eine Schrittstellung, Grätschstellung oder leichte Kniebeugung einzunehmen. Bei zu flachem Wasser wird die Auftriebswirkung geringer und die Gelenkbelastung dementsprechend größer. Das Becken sollte mit einer Stange oder Überlaufrinne, die sich in Höhe der

Wasseroberfläche befindet, ausgestattet sein. Bei zu hohen Überlaufrinnen, die man oft in älteren Bädern findet, ist die Belastung bei der Haltearbeit der Arme und des Schultergürtels zu hoch.

Die optimale Wassertemperatur liegt zwischen 27 und 30 °C. Da in den meisten Bädern die Wassertemperatur normalerweise 24–26 °C beträgt, sollte die Wassergymnastik eher an den Warmbadetagen durchgeführt werden. Ist dies nicht möglich, sollten Sie die Übungsdauer verkürzen und warme Duschpausen einlegen, um eine Unterkühlung zu vermeiden.

Eine zu hohe Wassertemperatur (über 30 °C) verringert den Abtransport von Überschußwärme und kann das Kreislaufsystem sehr belasten bzw. zu einem Wärmestau führen. Hier reagieren Personen mit hohem Blutdruck und Übergewichtige besonders empfindlich.

Intensität des Trainings

Zur Belastungskontrolle des Trainings ist die Pulskontrolle ein bewährtes Mittel. Beim Pulsmessen von Hand wird die Pulsfrequenz am Handgelenk (innen auf der Daumenseite) oder an der Halsschlagader ermittelt. Die Pulsschläge innerhalb von 15 Sek. werden gezählt und die erhaltene Zahl mit 4 multipliziert; dann haben Sie Ihre Pulsfrequenz pro Minute.

Diese Messung ist insofern ungenau, als sich Meßtoleranzen ergeben, weil sich je nach Trainingszustand die Herzfrequenz in den ersten 30 Sek. nach einer Belastung um bis zu 15 Schläge/Min. reduzieren kann. Wenn Sie Wert auf genaueste Pulskontrolle legen, sollten Sie einen (wasserdichten) Pulstester verwenden.

Um ein Training ohne Überforderung zu absolvieren, sollten Sie mit einem Puls von 60–75 % des Maximalwertes trainieren. Ihr Maximalpuls beträgt 220 Schläge/Min. minus Lebensalter.

Der Puls ist jedoch sehr individuell und abhängig von:

• Alter
• Geschlecht
• Trainingszustand
• Ruhepuls

Die nachfolgende Tabelle nennt Ihnen anzunehmende Werte.

Lebensalter	60–75 % des Maximalpulses im Wasser	Maximalpuls: 220 minus Lebensalter (minus 10 Schläge)
20	110–140	190
25	107–136	185
30	104–132	180
35	101–128	175
40	98–125	170
45	95–121	165
50	92–117	160
55	89–113	155
60	86–110	150
65	83–106	145
70	80–103	140

Wenn Sie mit den obengenannten Pulswerten trainieren und ein gesundes Herz haben, haben Sie die Gewähr, daß Sie in einem Sauerstoffgleichgewicht trainieren, d. h., der in der Muskulatur verbrauchte Sauerstoff wird der Muskulatur in jedem Fall über das Herz-Kreislauf-System wieder zugeführt. Denken Sie jedoch daran, daß beim Training im Wasser die Pulswerte 10–20 Schläge/Min. niedriger sind als an Land (siehe S. 10).

Vor Beginn der Wassergymnastik sollten Sie vom Arzt einen Gesundheitscheck durchführen lassen, wobei ein Belastungs-EKG empfehlenwert wäre. Dies gilt besonders für Personen, die längere

Zeit keinen Sport betrieben haben oder sich im fortgeschrittenen Alter befinden und nach einer Pause wieder mit dem Sport beginnen wollen.

Ausführung und Atmung

Die Übungen sollten harmonisch wirken. Am Anfang oder bei jeder neuen Übung wird diese langsam ausgeführt und auf die genaue Ausführung geachtet. Bei nachlässiger Ausführung verliert die Übung ihre Wirksamkeit bzw. man kräftigt andere Muskeln als beabsichtigt.

Auch die Ausgangsstellung ist wichtig: Beim Grätschstand mit gebeugten Knien z. B. ist darauf zu achten, daß die Fußspitzen leicht nach außen gedreht sind und daß sich die Knie über die Fußspitzen bewegen, um eine gleichmäßige, physiologische Belastung der Gelenke zu gewährleisten. Genauso ist auf die aufrechte Rückenhaltung (auch bei Geh- und Laufübungen) Wert zu legen. Bei einer aufrechten Haltung erzielt man eine bessere Kräftigung der Rückenmuskulatur.

Auch wo dies nicht ausdrücklich angegeben ist, ist sinngemäß ein Seiten- bzw. Richtungswechsel durchzuführen.

Grundsätze für die Ausführung der Übungen

1. Mit langsameren Bewegungsausführungen anfangen, die mit zunehmender Leistungsfähigkeit gesteigert werden können, um eine gute Bewegungsqualität zu sichern.

2. Fangen Sie mit kleineren Bewegungen an, und steigern Sie die Bewegungsweite je nach Ihrem Leistungsstand.

3. Beginnen Sie mit geringeren Wiederholungszahlen der Übungen, und steigern Sie zunächst die Wiederholungen

vor der Intensität. Wenn Sie merken, daß die Übung nicht mehr »sauber« ausgeführt werden kann, dann reduzieren Sie entweder das Tempo oder wechseln Sie auf eine Übung, die eine andere Muskelgruppe beansprucht.

4. Auf einen Wechsel zwischen Spannung und Entspannung achten. Nach anspruchsvolleren Übungen kurze Pausen einbauen, in denen die Muskulatur gelockert wird, so daß es nicht zu Überforderungen oder Verspannungen kommt. Diese Pausen sollten jedoch »aktiv« gestaltet werden, um einerseits eine Auskühlung zu vermeiden und andererseits die Regeneration zu beschleunigen. Sie können darin bestehen, daß die Arme oder Beine geschüttelt oder durch das Wasser hin und her bewegt werden, wo sie durch die Wasserströmung massiert werden.

Die Atmung

Eine regelmäßige, rhythmische Atmung ist die Vorraussetzung für eine ausreichende Versorgung der Organe mit Sauerstoff. Mit dem Einatmen gelangt Sauerstoff über die Atemwege in die Lunge und über die Lungebläschen in das Blut. Durch die größeren und kleineren Gefäße (die Kapillaren) wird der Sauerstoff weiter in die Körperzellen transportiert. Durch das Ausatmen werden wiederum Stoffwechselabfallprodukte in Form von Gasen (z. B. Kohlendioxyd) an das Blut abgegeben und über die Lunge abgeatmet.

Achten Sie deshalb auf die Atmung, und bauen Sie bewußt Atemübungen in Ihr Programm ein. Bei Nichtbeachten der Atmung wird sie häufig flach und hektisch, besonders wenn auch Angst eine Rolle spielt. Eine bewußt tiefe Einatmung durch die Nase und eine lange Ausatmung durch den Mund vertiefen und beruhigen die Atmung wieder. Insbesondere ist die sogenannte Preßatmung zu vermeiden. Bei ihr wird der Atem angehalten, was zu einem ruckartigen Anstieg des Blutdrucks und einem unzureichenden Sauerstoffaustausch führt. Dadurch können Schwindelgefühle auftreten. Eine besondere Gefahr entsteht für Personen mit hohem Blutdruck. Um die Preßatmung bei anspruchsvolleren Übungen zu vermeiden, während der Anstrengung bewußt ausatmen.

Üben mit Musik

Musik ist eine große Motivationshilfe. Sie erleichtert den Bewegungsrhythmus und unterstützt den gleichmäßigen und kontrollierten Bewegungsfluß. Wenn Sie Musik einsetzen, sollten Sie das bewußt tun, d. h. nicht nur als Hintergrundmusik, sondern gezielt mit dem entsprechenden Rhythmus. Trotz der rhythmischen Vorgabe durch die Musik muß unbedingt auf die Übungsausführung geachtet werden.

Sie können die Musik unterschiedlich einsetzen: einerseits dynamische Rhythmen, um das Tempo und den Krafteinsatz zu erhöhen, andererseits langsamere, ruhige Musik, um die Bewegungen langsam und gleichmäßig auszuführen. Entspannungsübungen kann man mit ruhigen Melodien unterstreichen.

- **schnelle, rhythmische Musik: Motivation und Rhythmusvorgabe bei hoher Belastung**
- **langsame Musik: Beruhigung, Entspannung, Unterstützung des Bewegungsflusses**

Der Bewegungsrhythmus ist aufgrund des Wasserwiderstandes etwas langsamer als bei ähnlichen Übungen an Land. Eine Taktgeschwindigkeit von 110–130 Schlägen/Min. eignet sich für die schnelleren Einheiten, das halbe Tempo für die langsameren.

Beim Betrieb von Kassettenrecordern in der Nähe von Wasser ist allerdings Vorsicht geboten: Entweder ein batteriebetriebenes Gerät oder einen Niederfrequenzanschluß benützen – diese 6-Volt-Anschlüsse werden in Schwimmhallen immer häufiger angebracht. Außerdem die Anlage in großem Abstand zum Wasser aufstellen, um Spritzer zu vermeiden und zu verhindern, daß die Musikanlage ins Wasser kippt.

Tips für Anfänger

- Anfänger oder Personen mit wenig Wassergewöhnung sollten zu Beginn flacheres Wasser wählen, um den Auftrieb zu verringern und dadurch Instabilität und evtl. auftretende Angst zu vermeiden.
- Übungen mit schnellen Richtungsänderungen noch zurückstellen und auf sicheren Stand achten. Vor jeder neuen Richtungsänderung eine kurze Pause zum Sammeln einlegen und erst dann in die neue Richtung überwechseln, wenn wieder sicherer Stand vorhanden ist.
- Jede neue Übung langsam ausführen und nach den methodischen Grundsätzen vom Leichten zum Schweren, vom Bekannten zum Unbekannten und vom Einfachen zum Komplexen aufbauen.
- Das Gleichgewicht kann durch kreisende Bewegungen der Hände vor oder neben dem Körper in Form von liegenden Achtern unterstützt werden.
- Üben Sie so lange, wie Sie Spaß und Vertrauen zum Medium Wasser haben. Mit zunehmender Erfahrung in der Bewegung im Wasser werden Sie eventuell bestehende Barrieren abbauen können.

Belastungssteuerung

Die Belastung durch die verschiedenen Übungen kann abgestimmt dosiert werden. Ausführungsvariationen der jeweiligen Übung ermöglichen es jedem, seinen individuellen Trainingsreiz ohne Über- oder Unterforderung zu erreichen. Eine Steigerung der Intensität erreicht man durch verschiedene Maßnahmen:

Ganzkörperübungen
Ganzkörperübungen, bei denen Arme und Beine gleichzeitig eingesetzt werden, sind anspruchsvoller als isolierte Übungen für entweder nur Arme oder nur Beine.

Veränderung der Geschwindigkeit
Je schneller Sie eine Übung ausführen, desto mehr Widerstand verspüren Sie und desto intensiver wird die Belastung. Eine Übung am Ort ist nicht so intensiv wie die gleiche Übung in der Fortbewegung.

Vergrößerung der Angriffsfläche
Mit der Angriffsfläche, die durch das Wasser bewegt wird, verändert sich die Intensität der Übung, z. B. beim Einsatz der Hand: Den kleinsten Widerstand erfahren Sie, wenn die Handkante »schneidend« durch das Wasser bewegt wird, einen etwas größeren Widerstand mit geschlossener Faust. Am größten ist der Widerstand, wenn die offene Handfläche gegen das Wasser drückt. Weitere Steigerungen werden durch Geräte wie Paddles oder Schwimmbretter erzeugt.
Die Fußstellung kann auf folgende Weise variiert werden: Bei Vorwärts-/Rückwärtsbewegungen ist die Spitzfußhaltung intensiver als mit angezogener Fußspitze. Bei seitlichen Bewegungen dagegen ist die Spitzfußhaltung weniger belastend als die angezogene Fußspitze.

Kraftvolle Ausführung
Die Intensität ist geringer, wenn Sie Arme und Beine locker durch das Wasser bewegen, als wenn Sie mit Muskelanspannung und festgestellten Gelenken üben.

Vergrößerung der Bewegung
Der Widerstand ist geringer, wenn die Bewegungsamplitude klein ist. Je größer das Ausmaß der Bewegung wird, um so mehr Widerstand erfährt der Körper, weil der Hebel, mit dem der Körper arbeitet, größer wird.

Räumliche Bewegung, Richtungsänderung
Je schneller Sie die Richtung wechseln, um so mehr müssen Sie gegen die Trägheit des Wassers ankämpfen. Eine weitere Steigerung wäre, die Armbewegung gegen die Bewegungsrichtung auszuführen (z. B. vorwärts zu gehen, während die Arme von hinten nach vorn schaufeln).

Dynamik und Position des Körpers im Wasser
Befindet sich der Körper bis zu den Schultern im Wasser, ist der Auftrieb größer; Sprungübungen werden erleichtert. Durch kraftvolles Abspringen erhöht sich die Schwerkraft des Körpers, und man muß außerdem gegen die Turbulenzen im Wasser ankämpfen. Noch intensiver ist das Üben ohne Bodenkontakt im tiefen Wasser. Der Körper muß mit eigener Muskelkraft im Wasser schweben, und die Bewegungen müssen ständig ausbalanciert werden. Das erfordert sehr gute Koordination und Kondition.

Übungsprogramme bei Wirbelsäulenbeschwerden und Osteoporose

Zu beachten ist:
• Übungen eher im brusttiefen Wasser ausführen, da dort der Auftrieb höher und dadurch die Belastung der Gelenke niedriger ist.
• Keine hohen, dynamischen Sprungübungen machen (stauchende Wirkung auf die Wirbelsäule).
• Keine unkontrollierten Drehbewegungen der Wirbelsäule oder des Beckens. Bei Torsionsübungen (Verwindungen) auf Stabilisation durch Bauch-, Gesäß- und Rückenmuskulatur achten.
• Bei Übungen im Stand Knie leicht gebeugt halten und auf einen geraden Rücken achten.
• Keine schnellen oder abrupten Richtungsänderungen. Vor jeder Richtungsänderung kurz anhalten, sammeln und dann in die neue Richtung weitergehen.

Anfänger

Trainingsdauer: 45 Min.
(30 Min. Wassergymnastik, 15 Min. Gesundheitsschwimmen)

Gehen in der Fortbewegung (5 Min.)
• Kleine Schritte, Abrollen von der Ferse zum Ballen, Achterkreisen der Hände.
• Schulterkreisen vorwärts und rückwärts.
• Arme aus den Schultern strecken, Ballengang.
• Arme schaufeln von vorn nach hinten; zuerst wechselseitig, dann beidseitig.
• Wie oben, aber mit Richtungswechsel (nach ein paar Schritten Drehung um 180°).

Herz-Kreislauf-Training am Ort (3 Min.)
• Federn, Achterkreisen der Arme.
• Federn, Arme schieben vor bzw. neben dem Körper.
• Federn, Arme kreuzen (die Hände schneiden dabei schnell durch das Wasser).
• Federn, Arme kreuzen, Hände zur Faust.
• Laufen, die Arme beschreiben abwechselnd Achterkreise, schieben vor dem Körper und kreuzen (Hände schneiden).
• Laufen mit Anfersen und lockerer Lauf im Wechsel.
• Kickbewegung der Beine, Achterkreisen der Arme.

Gehen in der Fortbewegung: Koordination, Wassergefühl (5 Min.)
• Gehen vorwärts und rückwärts im Wechsel, Achterkreisen der Arme.
• Gehen vorwärts mit Schultern im Wasser, Achterkreisen der Arme.
• Gehen vorwärts mit Schultern im Wasser, Arme führen Brustschwimmbewegung aus.
• Gehen vorwärts mit Schultern im Wasser, Arme schaufeln von hinten nach vorn.
• Seitliche Nachstellschritte, zuerst klein, dann groß; Arme bewegen sich zu den Oberschenkeln.
• Knie heben, langer Schritt, Arme stabilisieren.
• Längere Schritte rückwärts, Arme stabilisieren.

Ausdauertraining am Ort (3 Min.)

• Federn, Schultern hochziehen.
• Federn, Schulterkreisen.
• Laufen, Arme boxen.
• Laufen, Arme kreuzen; zuerst die Hände zur Faust, dann mit offener Hand.
• Anfersen, Achterkreisen der Arme.
• Federn, Arme lockern.
• Hampelmann (kleine Bewegung).
• Federn, Arme lockern.
• Langlaufbewegung (kleine Bewegung).
• Federn, lockern.
• Gehen auf der Stelle, Arme und Beine lockern.

Kräftigung (10 Min.)

• Grätschstand, Ellenbogen leicht gebeugt. Arme erst zusammen- und dann bis zur Wasseroberfläche führen (Kräftigung von Armen, Brust und Rücken; Abb. 9 a, b).

• Grätschstand. Arme vor und hinter dem Körper in einer großen Bewegung zusammenführen (Kräftigung von Brust, Armen, Schultern und Rücken, Dehnung von Brust und Rücken; Abb. 10 a, b).

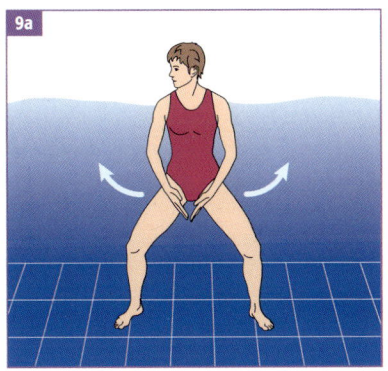

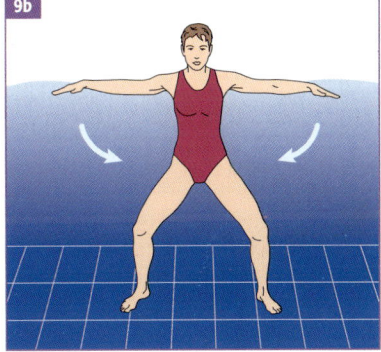

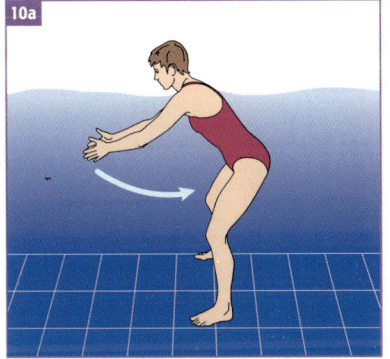

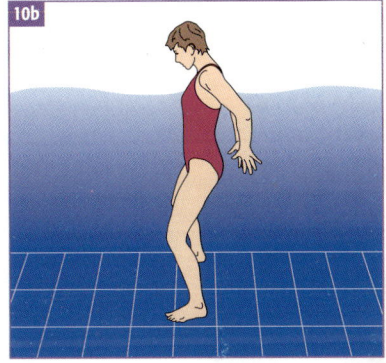

• Grätschstand. Mit gestreckten Armen und nach vorn zeigenden Handflächen kleine Kreise beschreiben (Kräftigung der Schultern; Abb. 11).

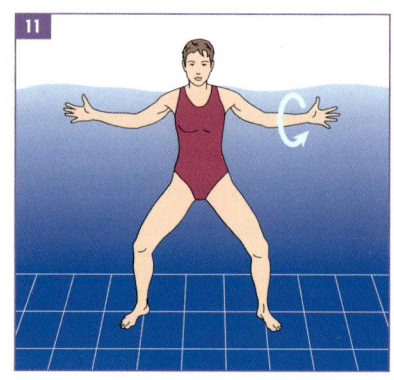

• Das gestreckte Bein mit angezogener Fußspitze abspreizen und dann vor dem anderen Bein kreuzen. Am Anfang am Beckenrand festhalten, später im freien Stand mit den Armen das Gleichgewicht halten (Kräftigung von Gesäß und Adduktoren, Dehnung der Adduktoren; Abb. 12 a, b).

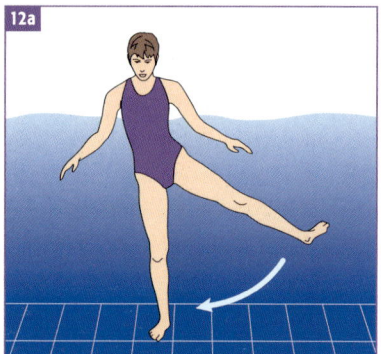
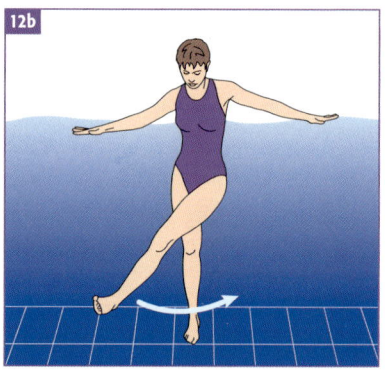

• Ein Bein in der Waagerechten, Fuß dabei strecken. Unterschenkel abwechselnd beugen und strecken; zuerst am Beckenrand, dann im freien Stand

(Kräftigung von Oberschenkelvorder- und -rückseite sowie der Hüfte, Dehnung der Oberschenkelrückseite; Abb. 13 a, b).

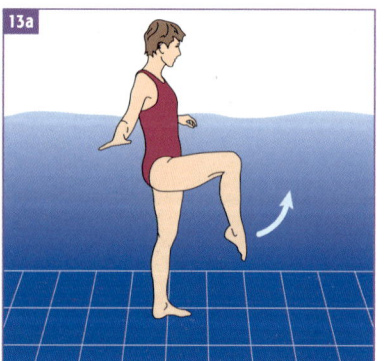
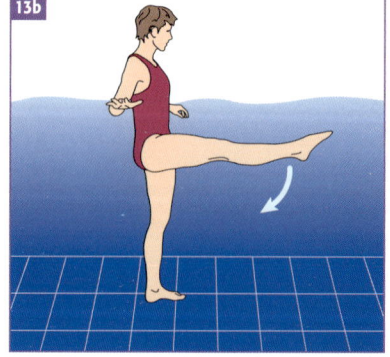

• Die Beine parallel, die Knie leicht gebeugt. Die Hände schneiden parallel zum Körper durch das Wasser vor und zurück; langsames und doppelt so schnelles Tempo im Wechsel (Kräftigung von Armen, Schultern und Rücken; Abb. 14).

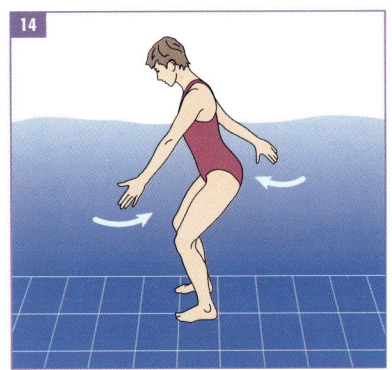

• Grätschstand. Die gestreckten Arme langsam zur Wasseroberfläche und schnell zum Körper führen (Kräftigung von Armen und Rücken; Abb. 15a, b).

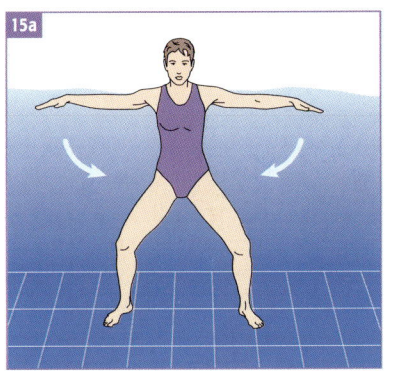

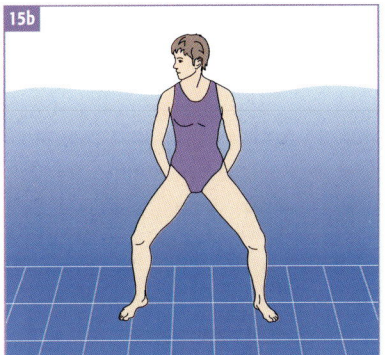

Entspannung (4 Min.)

• Arme und Beine kräftig schütteln (Wassermassage).
• Mit dem Rücken am Beckenrand die Arme an der Überlaufrinne einhängen, leichte Radfahrbewegungen mit den Beinen.
• Schweben in der Rückenlage mit einem Schwimmbrett am Bauch (nur für Wassergewöhnte; Abb. 16).

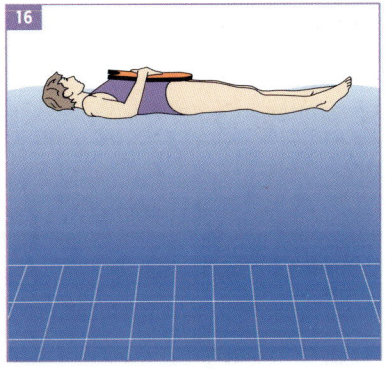

Fortgeschrittene

Trainingsdauer: 45 Min.
(30 Min. Wassergymnastik, 15 Min.
Gesundheitsschwimmen)

Gehen in der Fortbewegung (5 Min.)
• Kleine Schritte, Abrollen von der Ferse zum Ballen, Achterkreisen der Hände.
• Schulterkreisen vorwärts und rückwärts.
• Arme aus den Schultern strecken, Ballengang.
• Arme schaufeln von vorn nach hinten; zuerst wechselseitig, dann beidseitig.
• Wie oben, aber mit Richtungswechsel (nach ein paar Schritten Drehung um 180°).
• Vorwärts gehen, Arme vor und hinter dem Körper zusammenführen.

Herz-Kreislauf-Training am Ort (4 Min.)
• Federn, Achterkreisen der Arme.
• Laufen, Arme schieben wechselseitig vor dem Körper.
• Anfersen, Arme schieben wechselseitig vor dem Körper.
• Anfersen, Arme kreuzen mit Fäusten bzw. offenen Händen.
• Laufen, große Bewegungen der Arme vor und hinter dem Körper.
• Laufen, Achterkreisen der Arme.
• Schultern im Wasser, Kniehebelauf, seitliches Achterkreisen der Arme.
• Federn, Arme lockern.

Gehen in der Fortbewegung: Koordination (5 Min.)
• Gehen, Achterkreisen der Arme (zum Erholen).
• Vorwärts gehen, Arme schaufeln gegen die Gehrichtung.
• Rückwärts gehen, Arme schaufeln von hinten nach vorn.
• Rückwärts gehen, Arme schaufeln gegen die Gehrichtung.

• Lange Schritte (Knie weit nach oben nehmen).
• Lange Schritte mit Schwimmbewegung der Arme.
• Gehen rückwärts mit Schultern im Wasser, Arme schaufeln von hinten nach vorn.
• Gehen, Achterkreisen der Arme (zum Erholen).
• Große seitliche Nachstellschritte, Arme bewegen sich zu den Oberschenkeln.
• Seitwärts gehen, ein Bein kreuzt wechselseitig vorn und hinten (allmählich die Schrittlänge vergrößern).

Ausdauertraining am Ort (4 Min.)
• Laufen, Achterkreisen der Arme.
• Laufen, Arme boxen.
• Anfersen, Arme boxen.
• Anfersen, Arme kreuzen (Fäuste).
• Laufen, Achterkreisen der Arme.
• Hampelmann, erst kleine, dann große Bewegung.
• Hampelmann, große Bewegung, Schultern im Wasser.
• Laufen, Achterkreisen der Arme.
• Langlaufbewegung, erst kleine, dann große Bewegung.
• Langlaufbewegung, große Bewegung, Schultern im Wasser.
• Laufen, Arme und Beine lockern.

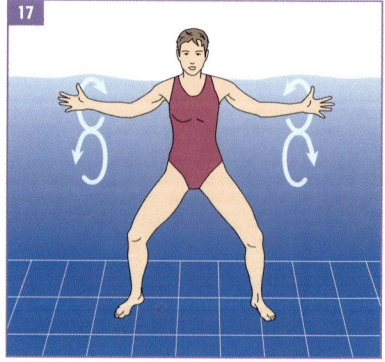

17

Kräftigung (10 Min.)

• Grätschstand. Achterkreisen mit gestreckten Armen, Handflächen nach vorn (Kräftigung der Arme und Schultern, Koordination; Abb. 17).

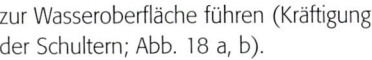

• Grätschstand. Arme seitlich langsam zusammen und schneller wieder hoch zur Wasseroberfläche führen (Kräftigung der Schultern; Abb. 18 a, b).

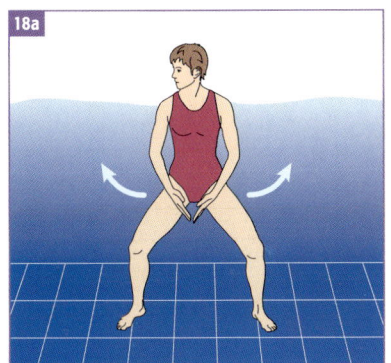
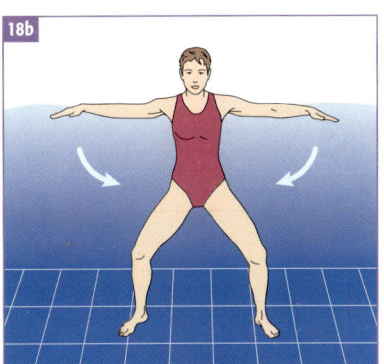

• Ein Bein in der Waagerechten, Unterschenkel abwechselnd beugen und strecken (Kräftigung von Hüfte, Oberschenkelvorder- und -rückseite, Dehnung der Oberschenkelrückseite; Abb. 19 a, b).

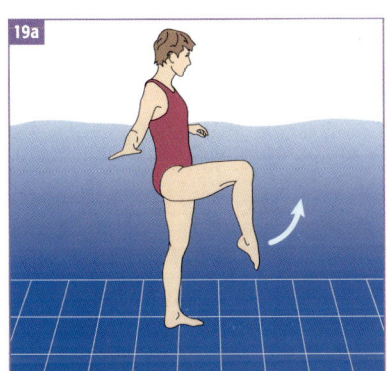
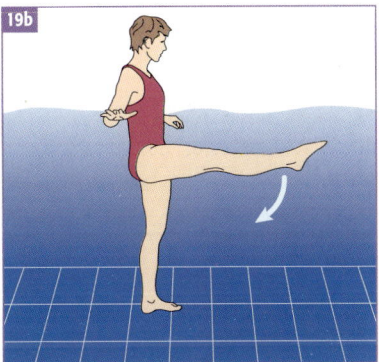

• Ein Bein in der Waagerechten, Unter-
schenkelkreisen rechts und links herum
(Kräftigung der Hüfte, Gleichgewicht;
Abb. 20).

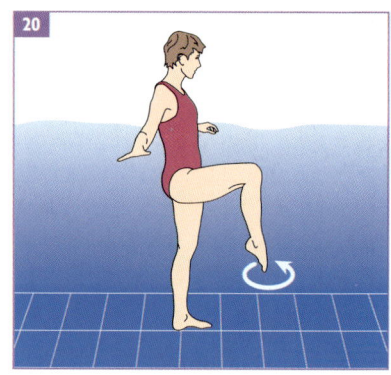

• Beine parallel, Knie leicht gebeugt,
Arme schwingen parallel zum Körper
vor und zurück; zuerst mit der Faust,
dann mit offener Hand (Handflächen
zeigen nach hinten). Zuerst langsam,
dann mit doppeltem Tempo ausführen
(Kräftigung von Armen, Schultern,
Rücken; Abb. 21).

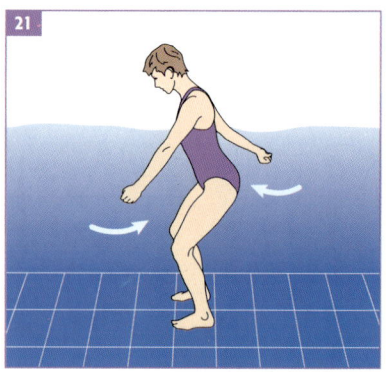

• Grätschstand, stabilisieren. Mit offenen Händen abwechselnd rechts und
links das Wasser schieben (Kräftigung
von Armen, Schultern, Bauch und
Rücken; Abb. 22 a, b).

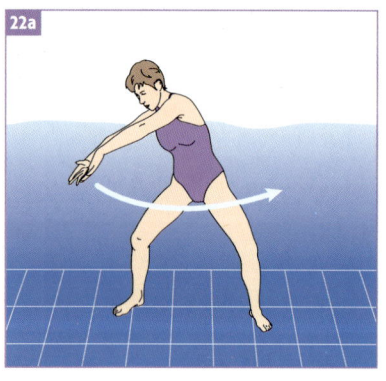

• Grätschstand. Arme klatschen vor und
hinter dem Körper (Kräftigung von Brust,
Rücken, Schultern und Armen, Dehnung
von Brust und Rücken; Abb. 23 a, b).

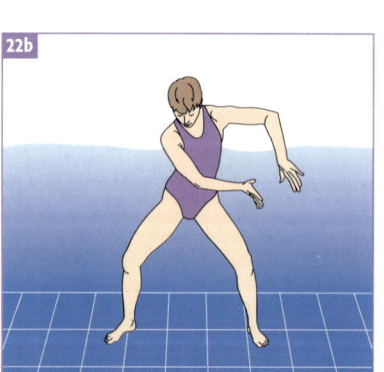

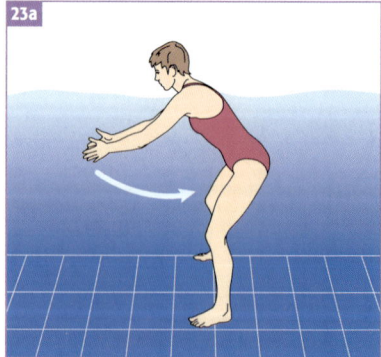

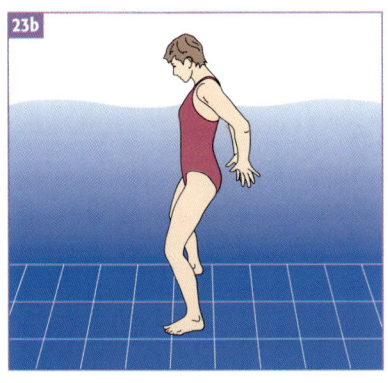

• Grätschstand, stabilisieren. Hände schließen, Arme gestreckt abwechselnd nach rechts und links durch das Wasser ziehen (Kräftigung von Armen, Schultern und Bauch, Dehnung des Rückens; Abb. 24 a, b).

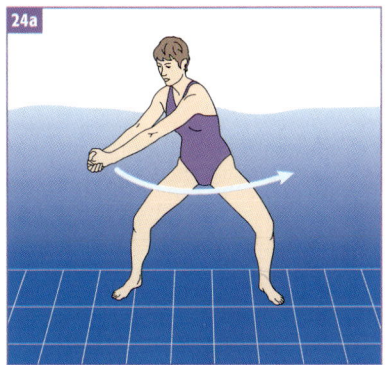

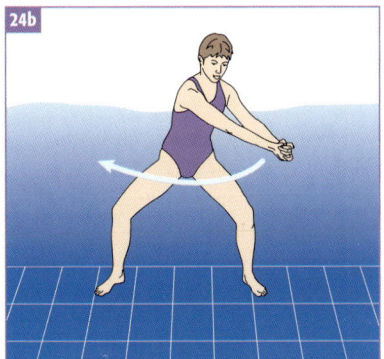

• Ausfallschritt. Durch Gewichtsverlagerung vor und zurück schaukeln, die Arme unterstützen die Bewegung (sie sind locker). Der Oberkörper geht mit; keine Hohlkreuzhaltung!
Variante 1: Arme anspannen und zur Faust ballen.

Variante 2: Dieselbe Bewegung, aber beim Rückwärtsschaukeln jeweils die Handflächen nach vorn drehen und kraftvoll die Arme möglichst weit nach hinten ziehen (Kräftigung des Rückens, Dehnung von Brust und Rücken; Abb. 25 a, b).

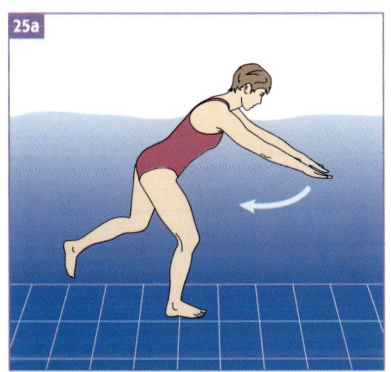

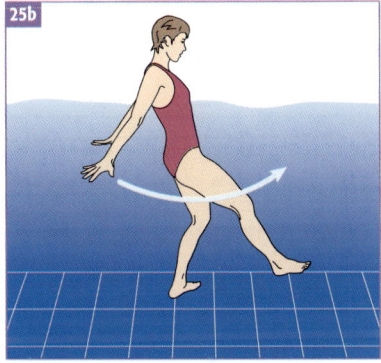

• Grätschstand. Ellenbogen langsam beugen und schnell strecken, sowohl mit der Faust als auch mit offener Hand, wobei die Handflächen nach vorn zeigen (Kräftigung von Oberarmrückseite und Rücken, Dehnung der Brust; Abb. 26 a, b).

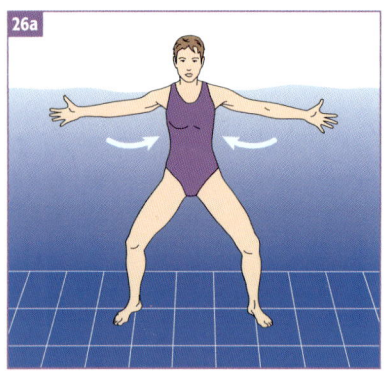

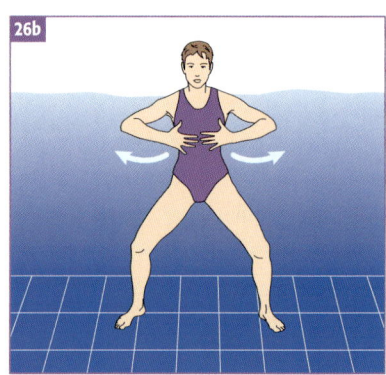

• Grätschstand. Die Arme seitwärts strecken und langsam hoch zur Wasseroberfläche heben, dann wieder schnell zum Körper zurück bewegen (Kräftigung von Rücken und Armen; Abb. 27 a, b).

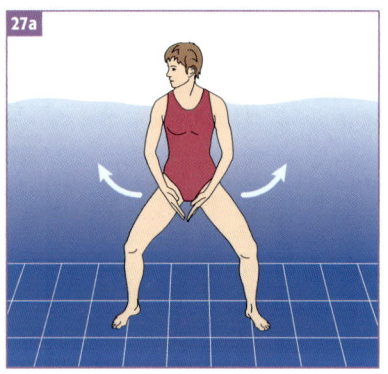

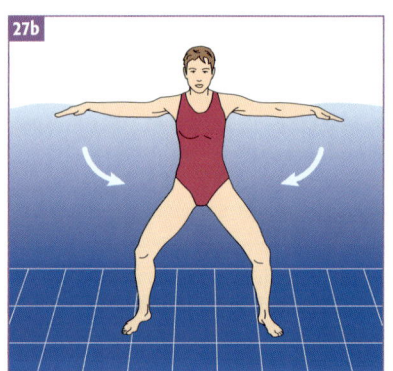

Entspannung (2 Min.)
• Schweben in der Rückenlage, Paddelbewegung mit den Armen.

Kräftigung und Koordinationstraining mit dem Schwimmbrett (Anfänger)

Trainingsdauer: 10 Min.

Zwischen jeder Übung die Arme und Beine lockern!
• Grätschstand, beide Hände am Brett, die Fingerspitzen zeigen zueinander. Der Rücken bleibt aufrecht, nur die Arme drücken das Brett unter die Wasseroberfläche (Kräftigung von Brust und Oberarmrückseite; Abb. 28 a, b).

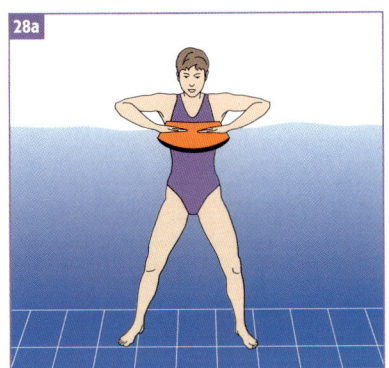

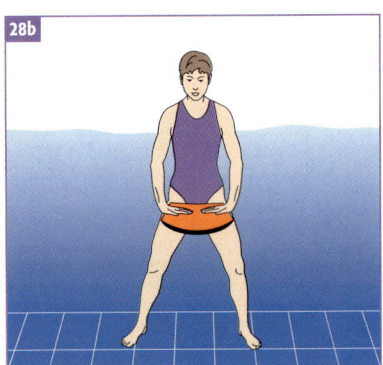

• Grätschstand, die rechte Handfläche befindet sich in der Mitte des Brettes. Das Brett wird unter die Wasseroberfläche und zur linken Seite gedrückt. Mit dem linken Arm wieder zurück (Kräftigung von Brust, Schultern, Armen, Bauch und Gesäß; Abb. 29).

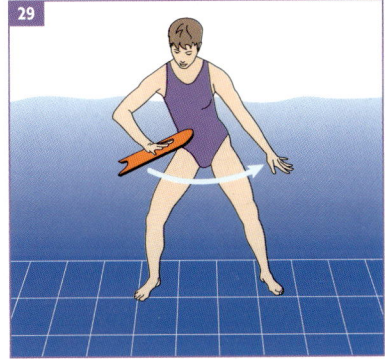

• Schrittstellung, Knie leicht gebeugt. Das Brett wird in der Mitte gehalten, die Hände befinden sich unter der Wasseroberfläche. Das Brett kräftig wegdrücken und wieder zum Körper ziehen. Eventuell die Belastung durch Steigern der Geschwindigkeit erhöhen (Kräftigung von Oberarmvorder- und -rückseite, Brust und Rücken, Dehnung des Rückens; Abb. 30).

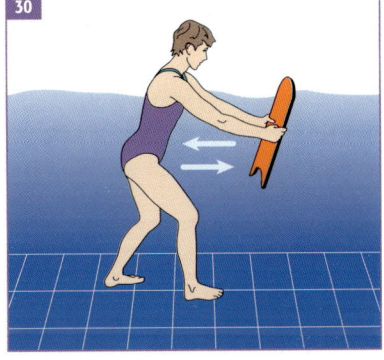

• Das Brett wird in der Mitte gehalten und befindet sich zur Hälfte im Wasser. Mit gestreckten Armen wird es im Gehen vorwärts geschoben (Kräftigung von Oberarmrückseite, Wade, Oberschenkeln, Dehnung der Wade; Abb. 31).

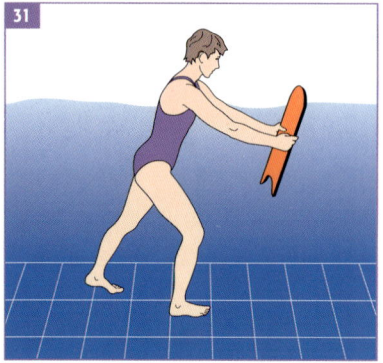

• Das Brett abwechselnd unter dem rechten und linken Knie durchreichen – am Anfang im hüfttiefen Wasser, da der Auftrieb dort geringer ist; später im brusttiefen Wasser (Kräftigung von Hüfte, Armen und Brust, Gleichgewicht, Koordination; Abb. 32).

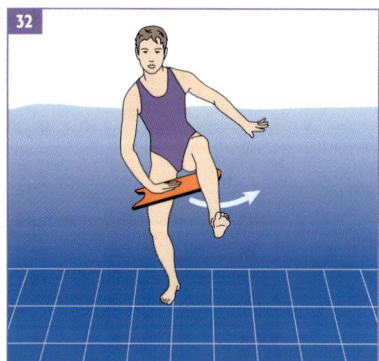

• »Pferdchen«: Auf das Brett setzen, die Ober- und Unterschenkel umklammern das Brett. Die Arme stabilisieren, das Becken gleicht aus (Kräftigung von Bauch, Rücken und Adduktoren, Mobilisation des Beckens, Gleichgewicht; Abb. 33).

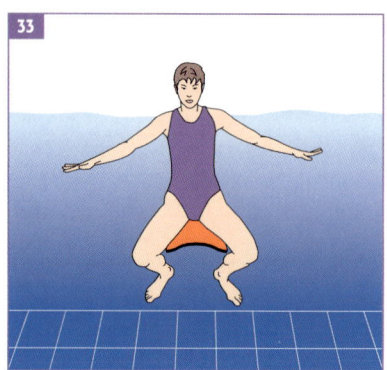

Kräftigung und Koordinationstraining mit dem Schwimmbrett (Fortgeschrittene)

Trainingsdauer: 10 Min.

• Das Brett wird in der Mitte gehalten und befindet sich zur Hälfte im Wasser. Mit gestreckten Armen das Brett im Laufen vorwärts schieben. Steigerung durch Kniehebelauf bzw. mit Richtungswechsel (Kräftigung von Oberarmrückseite, Hüfte, Oberschenkelvorder- und -rückseite, Wade und Fuß, Dehnung des Gesäßes; Abb. 34).

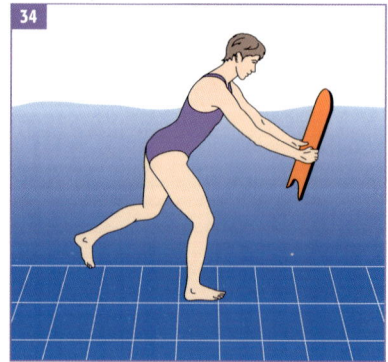

• Das Brett wird in der Mitte hinter dem Rücken gehalten. Es befindet sich im Wasser, die Arme sind gestreckt. Das Brett kräftig nach unten drücken und im Gehen hinterherziehen. Je weiter das Brett vom Körper entfernt ist, um so größer wird der Widerstand. Steigerung durch Laufen bzw. mit Richtungswechsel (Kräftigung von Rücken, Oberarmrückseite und Schultern, Dehnung der Brust; Abb. 35).

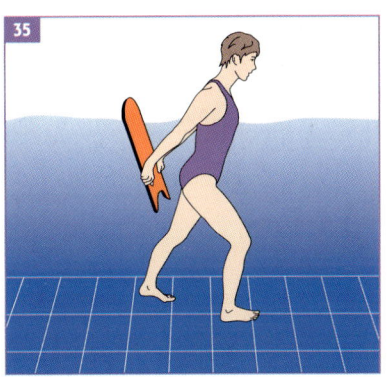

• Grätschstand, die rechte Hand befindet sich in der Mitte des Brettes. Das Brett wird unter die Wasseroberfläche und zur linken Seite gedrückt. Mit dem linken Arm wieder zurück. Steigerung durch zwei Bretter, wobei rechter und linker Arm gleichzeitig üben (Kräftigung von Oberarmrückseite, Rücken und Bauch; Abb. 36).

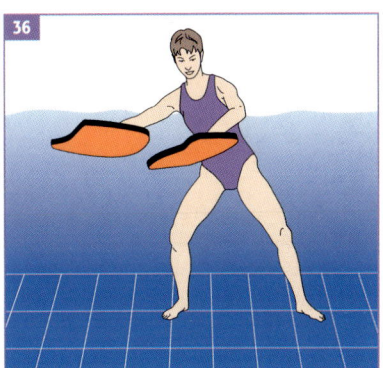

• Grätschstand, rechte und linke Hand befinden sich auf jeweils einem Brett. Der Rücken bleibt aufrecht, nur die Arme drücken wechselseitig das rechte bzw. linke Brett unter die Wasseroberfläche (Kräftigung von Oberarmrückseite, Rücken und Bauch, Mobilisation der Schultern; Abb. 37).

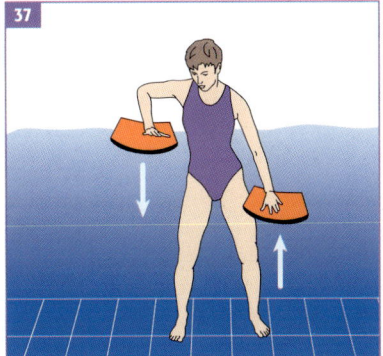

• »Pferdchen«: Auf das Brett setzen, die Ober- und Unterschenkel umklammern das Brett. Brustschwimmbewegung vorwärts. Steigerung durch Bewegung rückwärts, Arme schieben von hinten nach vorn (Kräftigung von Rücken, Brust, Armen, Bauch und Adduktoren, Koordination, Gleichgewicht; Abb. 38 a, b).

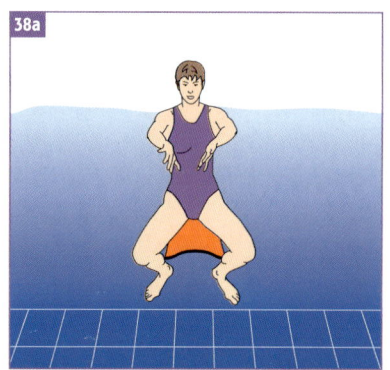
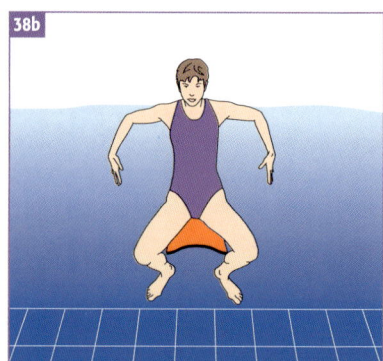

• Füße parallel auf das Brett stellen. Knie so anhocken, daß sich das Brett ca. 10 cm schwebend über dem Boden befindet. Mit den Armen das Gleichgewicht halten. Steigerung durch Brustschwimmbewegung vorwärts oder Bewegung rückwärts (Arme schieben von hinten nach vorn) oder »Wedeln«: leichte Kippbewegung der Füße nach rechts und links (Kräftigung, Ganzkörperstabilisation; Abb. 39).

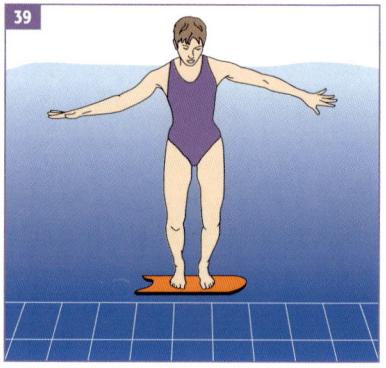

• Unterarmstütz, jeweils ein Brett unter jedem Unterarm. Mit den Beinen radfahren (Kräftigung der gesamten Beinmuskulatur; Abb. 40).
Variante: Hüfte strecken, gestreckte Beine öffnen und schließen.

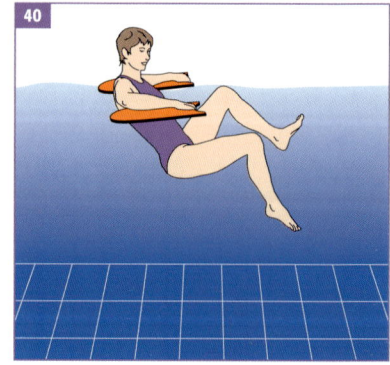

Übungsprogrammme bei Diabetes und Übergewicht

Zu beachten ist:
- Rund 80 % der Diabetiker sind übergewichtig. Deshalb sollten hohe, dynamische Sprungübungen vermieden werden, um die Gelenke nicht übermäßig zu belasten.
- Das Programm sollte auf Ausdauer und Kraftausdauer ausgerichtet sein, um die Stoffwechselfunktion bei Diabetikern zu verbessern und eine Gewichtsabnahme zu erreichen.
- Wegen der bei Diabetikern häufig auftretenden peripheren Polyneuropathie sind Übungen, die die Durchblutung in den unteren Extremitäten fördern, vorteilhaft.
- Diabetiker müssen richtig »eingestellt« sein, bevor sie mit der Bewegung im Wasser beginnen, um eine eventuelle Unterzuckerung zu vermeiden. Es ist zu empfehlen, eine Blutzuckermessung vor und nach der Belastung durchzuführen und über die Werte Buch zu führen.

Anfänger

Trainingsdauer: 45 Min.
(30 Min. Wassergymnastik, 15 Min. Gesundheitsschwimmen)

Gehen in der Fortbewegung (5 Min.)
- Kleine Schritte, Abrollen von der Ferse zum Ballen, Achterkreisen der Arme.
- Schulterkreisen vorwärts und rückwärts.
- Ballengang, Achterkreisen der Arme.
- Fersengang, Achterkreisen der Arme
- Vier Schritte Ballengang und vier Schritte Fersengang im Wechsel, Achterkreisen der Arme.
- Vorwärts gehen in kleinen Schritten, abrollen, Arme schaufeln von vorn nach hinten; zuerst wechselseitig, dann beidseitig.

Herz-Kreislauf-Training am Ort (4 Min.)
- Gehen am Ort, Achterkreisen der Arme.
- Federn, Achterkreisen der Arme.
- Federn, Hände abwechselnd zur Faust ballen und strecken.
- Federn, Arme lockern.
- Federn, Arme kreuzen (Hände schneiden durch das Wasser).
- Gehen am Ort, Kickbewegung der Beine nach vorwärts, seitwärts und rückwärts, Achterkreisen der Arme.
- Laufen, die Arme beschreiben abwechselnd Achterkreise, schieben vor dem Körper, kreuzen (Hände schneiden).

Gehen in der Fortbewegung: Koordination, Wassergefühl (5 Min.)
- Vorwärts gehen in kleinen Schritten, abrollen, Achterkreisen der Arme.
- Rückwärts gehen, Achterkreisen der Arme.
- Vorwärts gehen, Arme schaufeln von vorn nach hinten; zuerst wechselseitig, dann beidseitig.
- Seitliche Nachstellschritte, Arme bewegen sich zu den Oberschenkeln; zuerst kleine, dann große Schritte.
- Vorwärts gehen, Achterkreisen der Arme.
- Vorwärts gehen, Hände klatschen vor bzw. hinter dem Körper.
- Ausfallschritte vorwärts, Arme stabilisieren.

Ausdauertraining am Ort (4 Min.)

• Federn, Schultern hochziehen.
• Federn, Arme boxen vor dem Körper.
• Federn, Arme schieben vor bzw. neben dem Körper.
• Laufen, Arme kreuzen; zuerst die Hände zur Faust ballen, dann mit der offenen Hand.
• Anfersen, Achterkreisen der Arme.
• Federn, Achterkreisen der Arme.
• Beidbeiniges Hüpfen, dabei Hüfte nach rechts und links drehen, Arme stabilisieren.
• Beine und Arme lockern.
• Hampelmann (kleine Bewegung).
• Beine und Arme lockern.
• Hüpfen, rechte Hand zum linken Fuß und umgekehrt im Wechsel.
• Federn, Arme lockern.
• Im Stehen Arme und Beine ausschütteln (Wassermassage).
• Dehnen der Wadenmuskulatur, Arme stabilisieren.

Kräftigung (10 Min.)

• Grätschstand. Arme schwingen nach rechts und links, Gewichtsverlagerung (Kräftigung von Beinen und Bauch, Lockerung von Armen und Schultern; Abb. 41).

• Grätschstand. Arme in einer großen Bewegung vor und hinter dem Körper zusammenführen (Kräftigung von Brust, Armen, Schultern und Rücken, Dehnung von Brust und Rücken; Abb. 42 a, b).

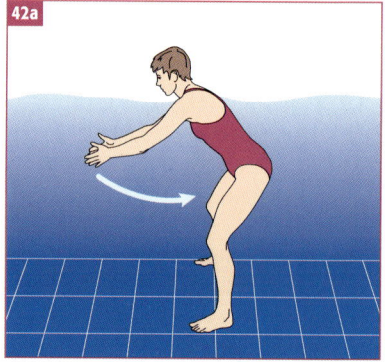

42a

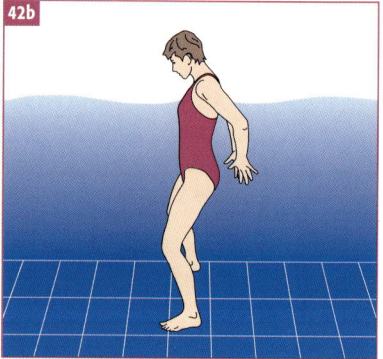

42b

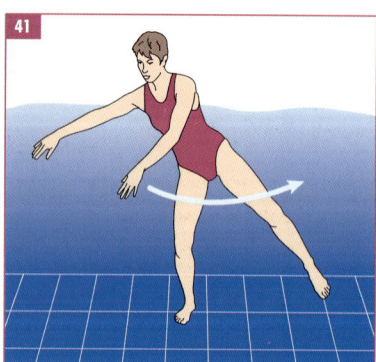

41

• Jeweils einen Fuß abwechselnd anziehen und strecken, Achterkreisen der Arme; anschließend Seitenwechsel (Kräftigung der Unterschenkelvorder- und -rückseite, Aktivierung der Venenpumpe in der Wade; Abb. 43 a, b).

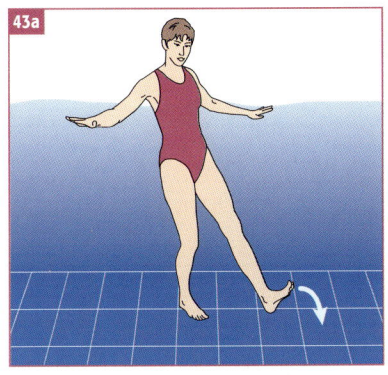
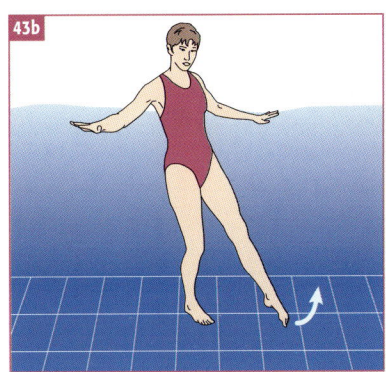

• Ein Bein in der Waagerechten. Unterschenkel abwechselnd beugen und strecken; am Anfang am Beckenrand festhalten, später im freien Stand, mit den Armen das Gleichgewicht halten (Kräftigung von Oberschenkelvorder- und -rückseite, Hüfte, Dehnung der Oberschenkelrückseite; Abb. 44 a, b).

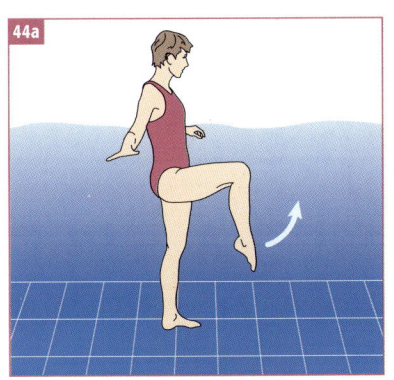
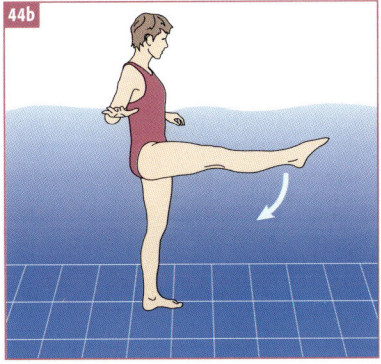

• Ein Bein in der Waagerechten. Unterschenkelkreisen in beide Richtungen, wie vorherige Übung zuerst am Beckenrand (Kräftigung der Hüfte, Gleichgewicht; Abb. 45).

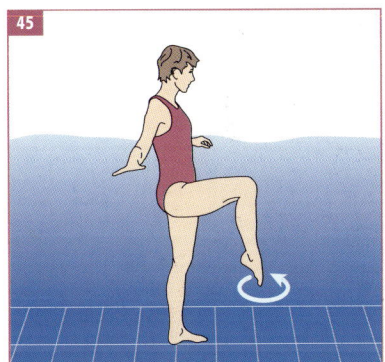

• Beine parallel offen, die Knie leicht gebeugt. Die Hände schneiden parallel zum Körper vor und zurück, die Beine federn mit (Kräftigung von Armen, Schultern und Rücken; Abb. 46).

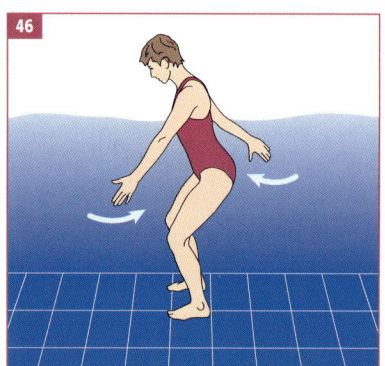

• Grätschstand. Abwechselnd rechts und links Knie seitlich nach außen anheben, Arme stabilisieren (Kräftigung von Unterschenkelvorder- und -rückseite, Aktivierung der Venenpumpe in der Wade; Abb. 47).

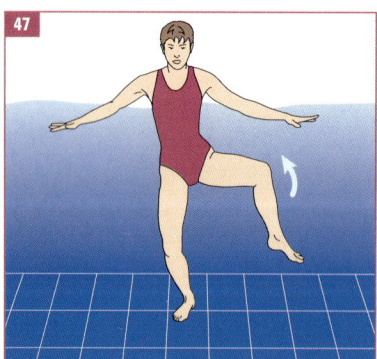

• Grätschstand. Mit möglichst gestreckten Armen und nach vorn zeigenden, weit geöffneten Handflächen kleine Kreise beschreiben (Kräftigung der Schultern; Abb. 48).

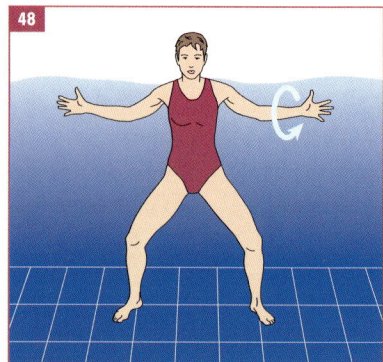

Entspannung (2 Min.)
• Arme und Beine kräftig schütteln (Wassermassage).
• Mit dem Rücken am Beckenrand die Arme an der Überlaufrinne einhängen, leichte Radfahrbewegung mit den Beinen.

Fortgeschrittene

Trainingsdauer: 45 Min.
(30 Min. Wassergymnastik, 15 Min. Gesundheitsschwimmen)

Gehen in der Fortbewegung (5 Min.)
• Kleine Schritte, Abrollen von der Ferse zum Ballen, Achterkreisen der Arme.
• Schulterkreisen vorwärts und rückwärts.
• Ballengang, Achterkreisen der Arme.
• Fersengang, Achterkreisen der Arme.
• Vier Schritte Ballengang und vier Schritte Fersengang im Wechsel, Achterkreisen der Arme.
• Vorwärts gehen in kleinen Schritten, abrollen, Arme schaufeln von vorn nach hinten; zuerst wechselseitig, dann beidseitig.

Herz-Kreislauf-Training am Ort (4 Min.)

- Federn, Achterkreisen der Arme.
- Laufen, Arme schieben wechselseitig vor dem Körper.
- Anfersen, Arme schieben wechselseitig vor dem Körper.
- Anfersen, Arme kreuzen mit Fäusten bzw. offenen Händen.
- Laufen, große Bewegungen der Arme vor und hinter dem Körper.
- Laufen, Achterkreisen der Arme.
- Schultern im Wasser, Kniehebelauf, die Arme beschreiben seitlich Achterkreise.
- Federn, Arme lockern.

Gehen in der Fortbewegung: Koordination (5 Min.)

- Gehen, Achterkreisen der Arme (zum Erholen).
- Vorwärts gehen, Arme schaufeln gegen die Gehrichtung.
- Rückwärts gehen, Arme schaufeln von hinten nach vorn.
- Rückwärts gehen, Arme schaufeln gegen die Gehrichtung.
- Lange Schritte (Knie weit nach oben nehmen).
- Lange Schritte mit Schwimmbewegung der Arme.
- Vorwärts gehen, Achterkreisen der Arme (zum Erholen).
- Hopserlauf, Arme schwingen gegengleich mit.
- Vorwärts gehen, dabei Knie hochheben und bis in den Ballenstand gehen, Achterkreisen der Arme.
- Große seitliche Nachstellschritte, die Arme bewegen sich zu den Oberschenkeln.

Ausdauertraining am Ort (4 Min.)

- Laufen, Achterkreisen der Arme.
- Laufen, Arme boxen.
- Anfersen, Arme boxen.
- Anfersen, Arme kreuzen (Fäuste).
- Laufen, Achterkreisen der Arme.
- Hampelmann (kleine und große Bewegung).
- Hampelmann, große Bewegung, Schultern im Wasser.
- Laufen, Achterkreisen der Arme.
- Langlaufbewegung (kleine und große Bewegung).
- Langlaufbewegung, große Bewegung, Schultern im Wasser.
- Laufen, Arme und Beine lockern.

Kräftigung (10 Min.)

- Grätschstand. Achterkreisen mit gestreckten Armen, Handflächen nach vorn, mit Richtungswechsel (Kräftigung von Armen und Schultern, Koordination; Abb. 49).

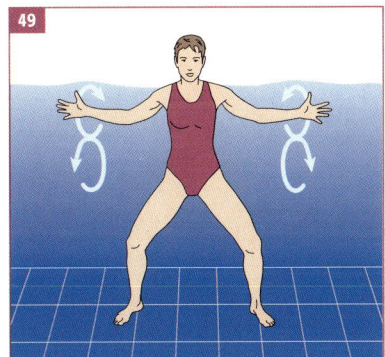

• Grätschstand. Die Arme kraftvoll und schnell seitwärts tief und dann langsamer wieder hoch bis zur Wasserober- fläche führen (Kräftigung der Arme, der Schultern und des Rückens; Abb. 50 a, b).

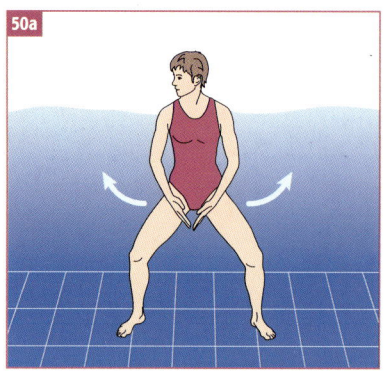

• Ein Bein in der Waagerechten. Unterschenkel abwechselnd beugen und strecken sowie gebeugt kreisen; Seiten- und Richtungswechsel (Kräftigung von Oberschenkelvorder- und -rückseite, Hüfte, Dehnung der Oberschenkelrückseite, Verbesserung des Gleichgewichts; Abb. 51 a, b, c).

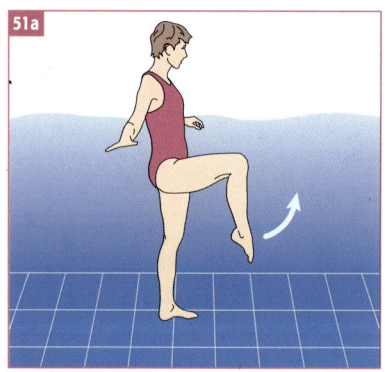

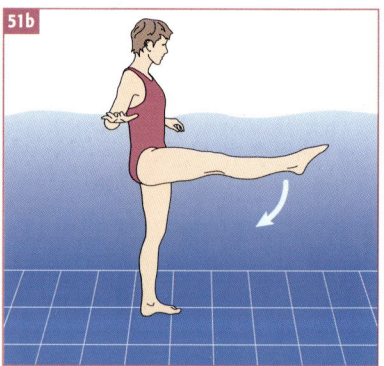

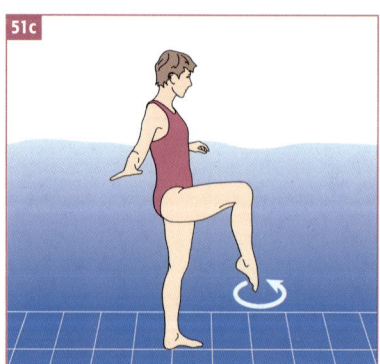

• Grätschstand. Arme kraftvoll und in einer großen Bewegung vor bzw. hinter dem Körper zusammenführen (Kräftigung von Brust, Armen, Schultern und Rücken, Dehnung von Brust und Rücken; Abb. 52 a, b).

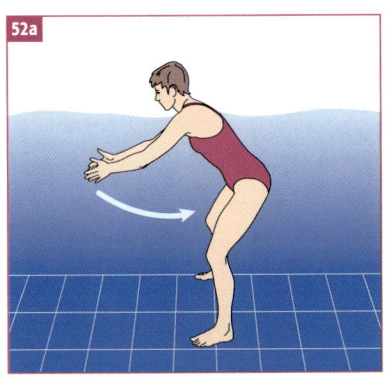

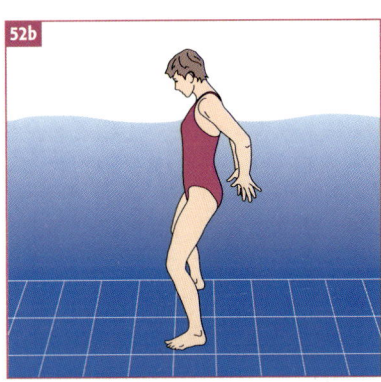

• Ein Bein hüfthoch anziehen und vor dem Körper Achterkreise beschreiben. Die Hüfte dreht in der Bewegung mit, die Arme stabilisieren (Kräftigung von

Gesäß, Bauch und Adduktoren, Dehnung von Gesäß und Adduktoren, Verbesserung des Gleichgewichts; Abb. 53 a, b).

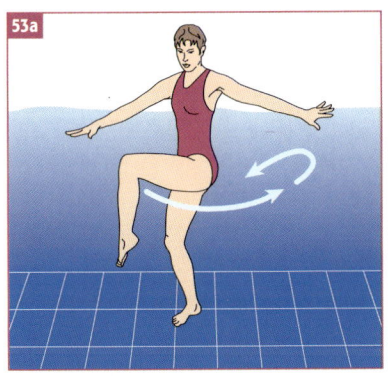

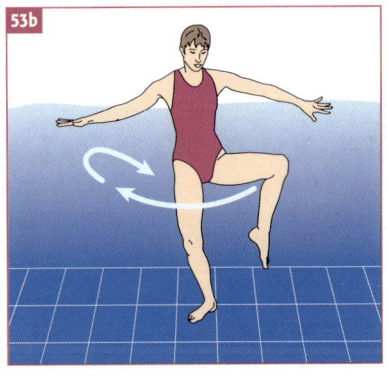

• Ausfallschritt. Durch Gewichtsverlagerung vor und zurück schaukeln. Arme anspannen und zur Faust ballen, beim

Rückwärtsschaukeln die Arme kraftvoll nach hinten ziehen (Dehnung von Brust und Rücken; Abb. 54 a, b).

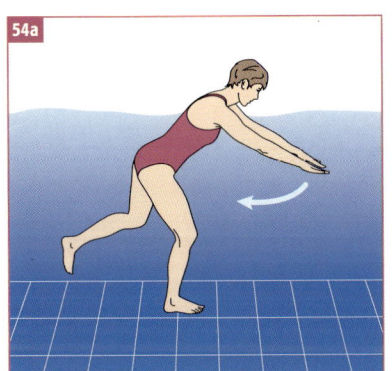

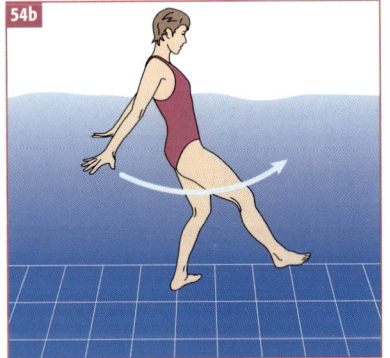

• Ausfallschritt, Arme in Vorhalte. Vom hinteren Bein nach vorn wegdrücken und das Knie hochziehen, gleichzeitig drücken die Arme von vorn nach hinten, wobei die Handflächen ebenfalls nach hinten zeigen. 8–15mal mit dem rechten Bein, dann Beinwechsel (Kräftigung der Oberschenkelvorderseite, der Arme und des Rückens, Dehnung des Gesäßes; Abb. 55 a, b).

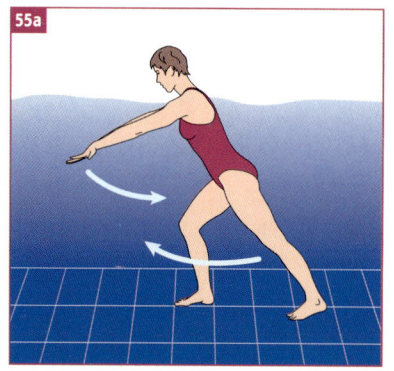

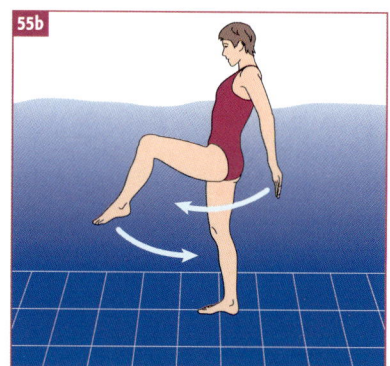

• Hampelmann schwebend, ohne Bodenkontakt. Große Bewegungen ausführen, beim Schließen Hockstellung der Beine (Kräftigung von Gesäß- und Hüftmuskulatur, Armen und Rücken; Abb. 56 a, b).

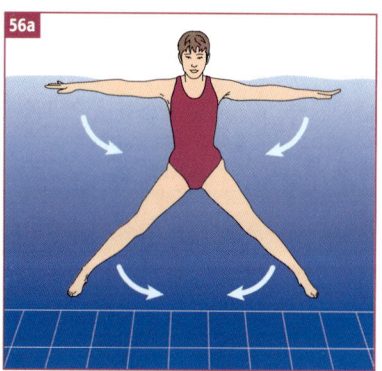

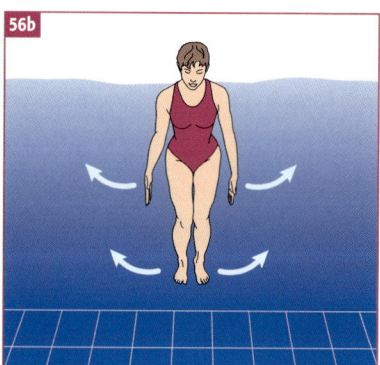

Entspannung (2 Min.)
• In der Rückenlage schweben, Paddelbewegung mit den Armen.

Alternative Kräftigungsübungen am Beckenrand finden Sie im Kapitel »Übungsprogramme bei Venenleiden« ab S. 59. Diese sind genauso für Diabetiker und Übergewichtige geeignet.

Übungsprogramme bei Venenleiden

Zu beachten ist:
- Überwiegend dynamische Übungen vorziehen, da diese die Venenpumpe unterstützen.
- Längere isometrische Anspannung der Beinmuskulatur vermeiden.
- Nach jeder Übung im Stand sollte eine dynamische Übung der Beine folgen.
- Die Wassertemperatur sollte 32 °C nicht überschreiten.
- Nach dem Üben die Beine mit kaltem Wasser abbrausen und anschließend hochlagern.

Anfänger

Trainingsdauer: 45 Min.
(30 Min. Wassergymnastik, 15 Min. Gesundheitsschwimmen)

Gehen in der Fortbewegung (5 Min.)
- Kleine Schritte, Abrollen von der Ferse zum Ballen, Achterkreisen der Arme.
- Schulterkreisen vorwärts und rückwärts.
- Ballengang, Achterkreisen der Arme.
- Fersengang, Achterkreisen der Arme.
- Vier Schritte Ballengang und vier Schritte Fersengang im Wechsel, Achterkreisen der Arme.
- Vorwärts gehen in kleinen Schritten, abrollen, Arme schaufeln von vorn nach hinten; zuerst wechselseitig, dann beidseitig.

Herz-Kreislauf-Training am Ort (4 Min.)
- Gehen am Ort, Achterkreisen der Arme.

- Federn, Achterkreisen der Arme.
- Federn, Hände abwechselnd zur Faust ballen und strecken.
- Federn, Arme lockern.
- Federn, Arme kreuzen (Hände schneiden durch das Wasser).
- Gehen am Ort, Kickbewegung der Beine nach vorwärts, seitwärts und rückwärts, Achterkreisen der Arme.
- Laufen, Arme beschreiben abwechselnd Achterkreise, schieben vor dem Körper, kreuzen (Hände schneiden).

Gehen in der Fortbewegung: Koordination, Wassergefühl (5 Min.)
- Vorwärts gehen in kleinen Schritten, abrollen, Achterkreisen der Arme.
- Vier Schritte Ballengang und vier Schritte Fersengang im Wechsel, Achterkreisen der Arme.
- Lange Schritte (Knie weit nach oben nehmen).
- Lange Schritte mit Schwimmbewegung der Arme.
- Federndes Gehen vorwärts und rückwärts, die Arme schwingen mit.
- Knie hochziehen, auf den Ballen hochdrücken, Achterkreisen der Arme.
- Lange Schritte rückwärts, Arme stabilisieren.
- Lange Schritte rückwärts, Arme ziehen von hinten nach vorn.

Ausdauertraining am Ort (4 Min.)
- Federn, Schultern hochziehen.
- Federn, Arme boxen bzw. kreuzen vor dem Körper.
- Laufen, Arme schieben vor dem Körper.
- Anfersen, Achterkreisen der Arme.

- Beine und Arme lockern.
- Die Knie im Hüpfen abwechselnd hochziehen.
- Kickbewegung der Beine vorwärts und seitwärts.
- Federn, Arme lockern.
- Charleston tanzen, dabei mit den Händen die Fersen berühren.
- Langlaufbewegung (kleine Bewegung).
- Beine und Arme lockern.
- Wedelsprünge einbeinig.
- Im Stehen die Arme und Beine lockern.
- Dehnen der Wadenmuskulatur, Arme stabilisieren.

Kräftigung (10 Min.)
- Grätschstand. Arme schwingen nach rechts und links, Gewichtsverlagerung, dabei den entlasteten Fuß kurz vom Boden abheben (Kräftigung von Beinen und Bauch, Lockerung von Armen und Schultern; Abb. 57).

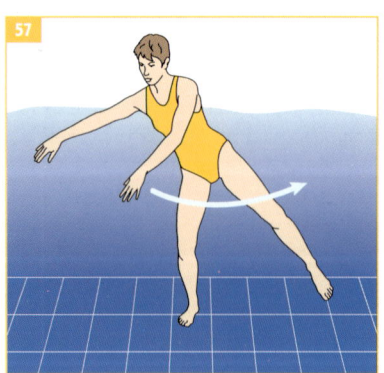

- Grätschstand. Abwechselnd rechtes und linkes Knie seitlich nach außen anheben, Arme stabilisieren (Kräftigung von Unterschenkelvorder- und -rückseite, Aktivierung der Venenpumpe in der Wade; Abb. 58).

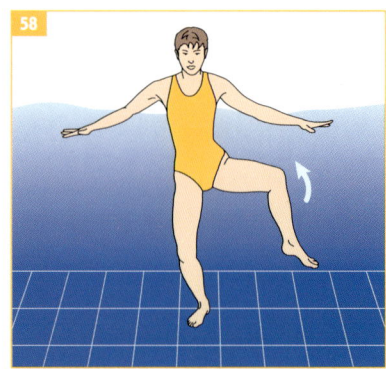

- Rechte Hand zum linken Fuß und umgekehrt, dabei den Rücken möglichst gerade halten (Kräftigung der Adduktoren und der Hüfte, Dehnung des Gesäßes, Verbesserung der Koordination; Abb. 59).

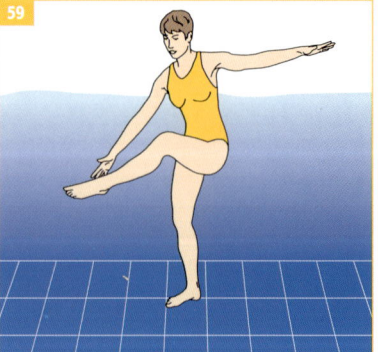

• Wie vorher, jedoch die Hände hinter dem Körper zu den Füßen führen (Kräftigung der Oberschenkelrückseite, Dehnung der Oberschenkelvorderseite, Koordination; Abb. 60).

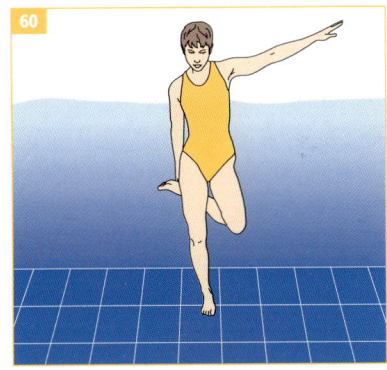

• Fuß abwechselnd anziehen und strecken, Achterkreisen der Arme; auch mit dem anderen Bein (Kräftigung der Unterschenkelvorder- und -rückseite, Aktivierung der Venenpumpe in der Wade; Abb. 61 a, b).

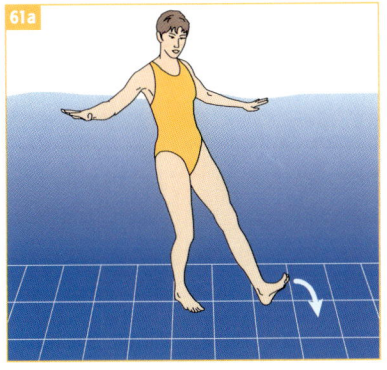
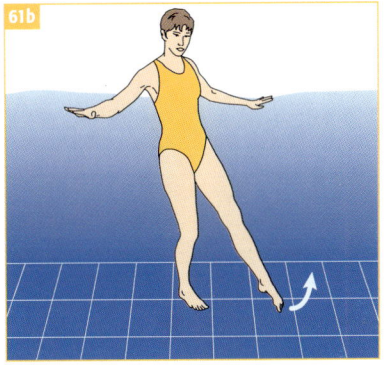

• Ein Bein in der Waagerechten. Unterschenkel abwechselnd beugen und strecken; am Anfang am Beckenrand festhalten, später im freien Stand, mit den Armen Gleichgewicht halten (Kräftigung von Oberschenkelvorder- und -rückseite, Hüfte, Dehnung der Oberschenkelrückseite; Abb. 62 a, b).

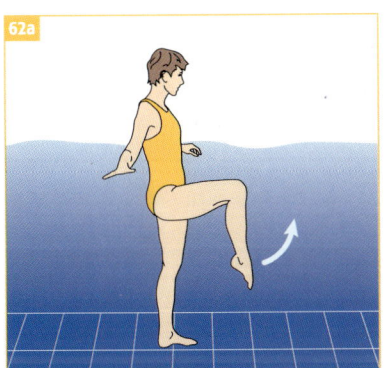
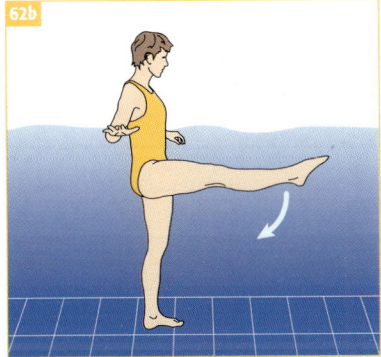

• Rechtes und linkes Knie abwechselnd anheben und jeweils die Hände unter dem Knie zusammenschlagen; dabei den Rücken gerade halten (Kräftigung der Brust-, Arm- und Hüftmuskulatur, Dehnung der Gesäß- und Rückenmuskulatur; Abb. 63).

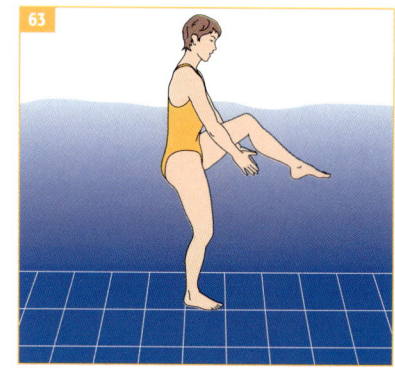

• Zur Seite schaukeln – zuerst kleine, dann große Bewegungen, mit den Händen unterstützen (Kräftigung der Gesäß- und Hüftmuskulatur, Gleichgewicht; Abb. 64 a, b).

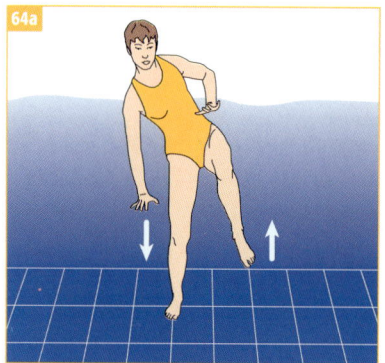
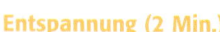
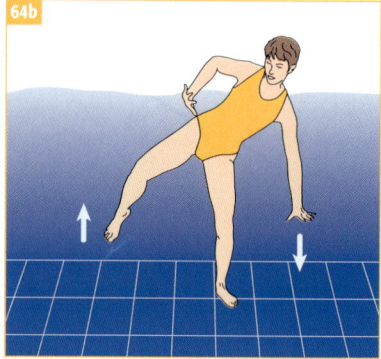

Entspannung (2 Min.)

• Mit dem Rücken am Beckenrand die Arme an der Überlaufrinne einhängen, leichte Radfahrbewegung mit den Beinen.
• Wie oben, die Füße beim Radfahren aber aktiv anziehen und strecken.

Fortgeschrittene

Trainingsdauer: 45 Min.
(30 Min. Wassergymnastik,
15 Min. Gesundheitsschwimmen)

Gehen in der Fortbewegung (5 Min.)

• Vorwärts gehen in kleinen Schritten, abrollen, Achterkreisen der Arme.
• Vier Schritte Ballengang und vier

Schritte Fersengang im Wechsel, Achterkreisen der Arme.
• Lange Schritte (Knie weit nach oben nehmen).
• Lange Schritte mit Schwimmbewegung der Arme.
• Federndes Gehen vorwärts und rückwärts, die Arme schwingen mit.
• Knie hochziehen, auf den Ballen hochdrücken, Achterkreisen der Arme.
• Lange Schritte rückwärts, Arme stabilisieren.
• Lange Schritte rückwärts, Arme ziehen von hinten nach vorn.

Herz-Kreislauf-Training am Ort (4 Min.)

• Federn, Achterkreisen der Arme.
• Laufen, Arme boxen bzw. schieben vor dem Körper.

- Anfersen, Arme schieben vor dem Körper.
- Laufen, Achterkreisen der Arme.
- Cancan tanzen: Knie vorn und später auch seitlich hochziehen, Achterkreisen der Arme.
- Laufen, Achterkreisen der Arme.
- Große Kickbewegung mit den Beinen (erst Knie hoch dann kicken), nach vorn und seitlich.
- Laufen, Arme kreuzen, sowohl mit der Faust als auch mit offener Hand.

Gehen in der Fortbewegung: Koordination (5 Min.)

- Gehen, Achterkreisen der Arme (zum Erholen).
- Vorwärts gehen, Arme schaufeln gegen die Gehrichtung.
- Rückwärts gehen, Arme schaufeln von hinten nach vorn.
- Rückwärts gehen, Arme schaufeln gegen die Gehrichtung.
- Lange Schritte (Knie weit nach oben nehmen).
- Lange Schritte mit Schwimmbewegung der Arme.
- Vorwärts gehen, Achterkreisen der Arme (zum Erholen).
- Hopserlauf, Arme schwingen gegengleich mit.
- Vorwärts gehen, dabei Knie hochheben und bis in den Ballenstand gehen, Achterkreisen der Arme.
- Große seitliche Nachstellschritte, die Arme bewegen sich zu den Oberschenkeln.

Ausdauertraining am Ort (4 Min.)

- Laufen, Achterkreisen der Arme.
- Laufen, Arme kreuzen; zuerst mit der Faust, dann mit offener Hand.
- Anfersen, Arme kreuzen; zuerst mit der Faust, dann mit offener Hand.
- Laufen, Achterkreisen der Arme.
- Hampelmann (kleine bzw. große Bewegung).

- Laufen, Achterkreisen der Arme.
- Langlaufbewegung (große Bewegung, bis zu den Schultern im Wasser).
- Laufen, Achterkreisen der Arme.
- Im Hüpfen die Arme und Beine kreuzen (kleine bzw. große Bewegung).
- Im Hüpfen Knie seitlich hochziehen, Arme drücken vor dem Körper nach unten.
- Charleston tanzen, dabei mit den Händen die Fersen berühren.

Kräftigung (10 Min.)

- In großer Bewegung zur Seite schaukeln, mit den Händen unterstützen (Kräftigung der Gesäß- und Hüftmuskulatur, Gleichgewicht; Abb. 65 a, b).

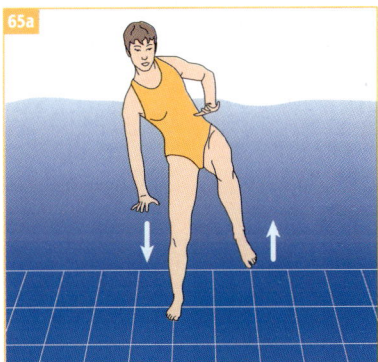

65a

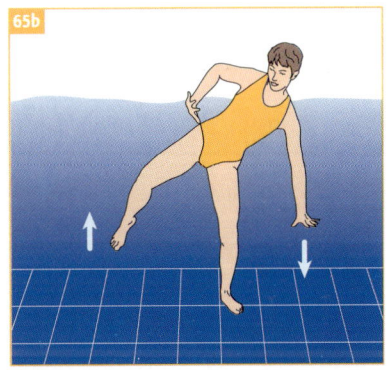

65b

• Ausfallschritt. Durch Gewichtsverlagerung vor und zurück schaukeln, die Arme unterstützen jeweils die Bewegung. Beim Vorwärtsschaukeln schneiden die Hände durch das Wasser nach vorn, beim Rückwärtsschaukeln werden die Handflächen nach vorn gedreht und die Arme kraftvoll nach hinten gezogen (Kräftigung des Rückens, Dehnung der Brustmuskulatur, Verbesserung von Koordination und Gleichgewicht; Abb. 66 a, b).

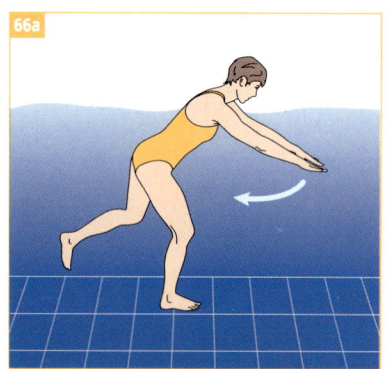

• Grätschstand. Die Knie wechselseitig seitlich anziehen und senken, die Unterarme dazu beugen und strecken, die Handflächen zeigen dabei nach vorn (Kräftigung von Armen, Brust, Rücken und Waden, Dehnung der Brust, Verbesserung von Koordination und Gleichgewicht; Abb. 67 a, b).

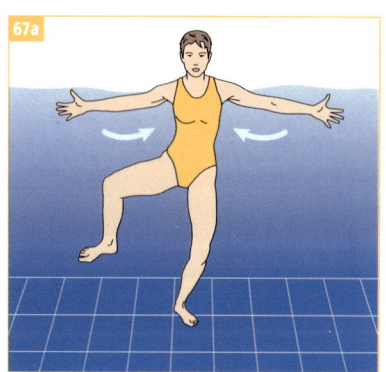

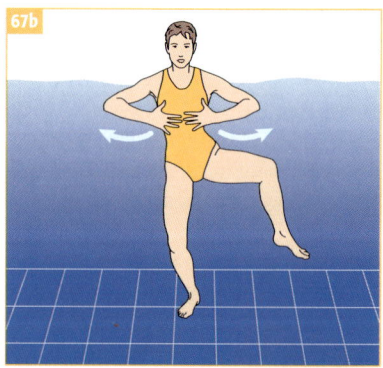

• Ausfallschritt, Arme in Vorhalte. Vom hinteren Bein nach vorn wegdrücken und das Knie hochziehen, gleichzeitig drücken die Arme von vorn nach hinten, wobei die Handflächen nach hinten zeigen; dann das Bein wechseln (Kräftigung von Oberschenkelvorderseite, Armen und Rücken, Dehnung des Gesäßes; Abb. 68 a, b).

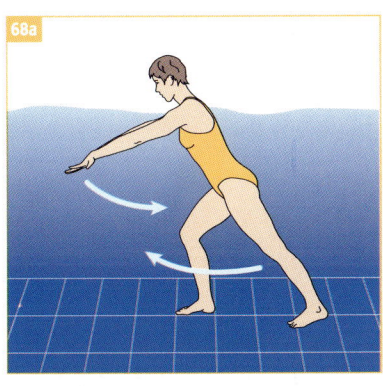

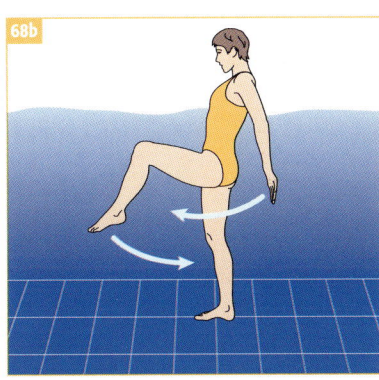

• »Frosch«: Abspringen, Knie zur Seite hochziehen, dabei drücken die Arme

nach unten (Kräftigung des gesamten Körpers, Koordination; Abb. 69).

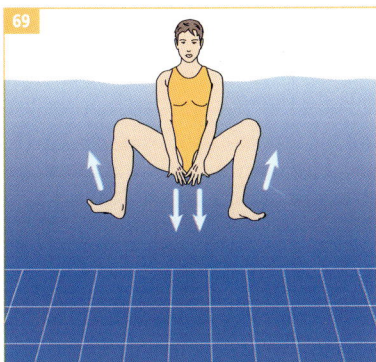

• Langlaufbewegungen schwebend, ohne Bodenkontakt (Kräftigung von Armen, Rücken, Oberschenkelvorder- und -rückseite, Dehnung von Oberschenkelrückseite und Hüfte, Abb. 70.)

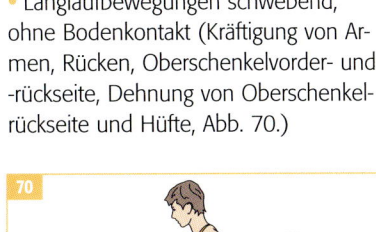

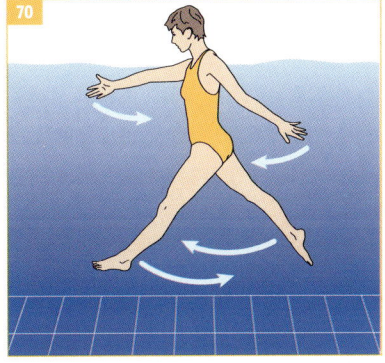

• Langlaufbewegung, dabei kräftig vom Boden nach oben abspringen (Kräftigung der Arme, des Rückens, der Oberschenkelvorder- und -rückseite sowie der Waden; Abb. 71 a, b).

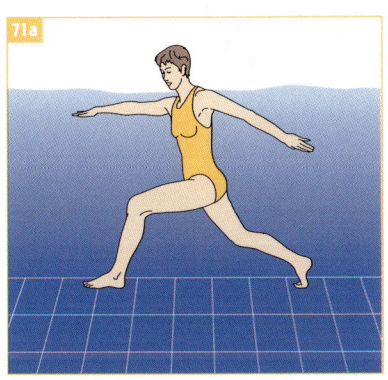

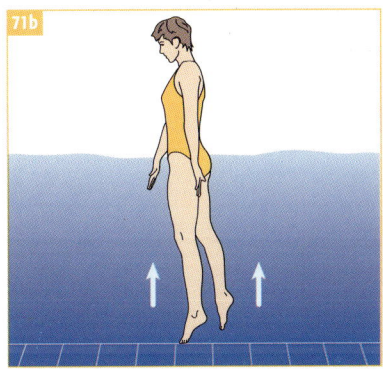

• Hampelmann schwebend (Kräftigung von Gesäß- und Hüftmuskulatur, Armen und Rücken; Abb. 72 a, b).

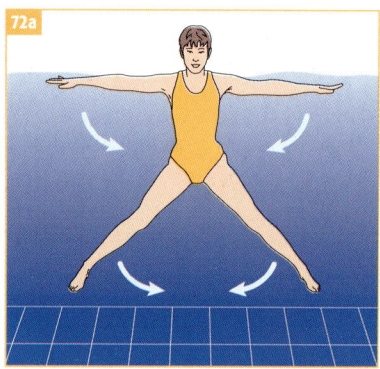

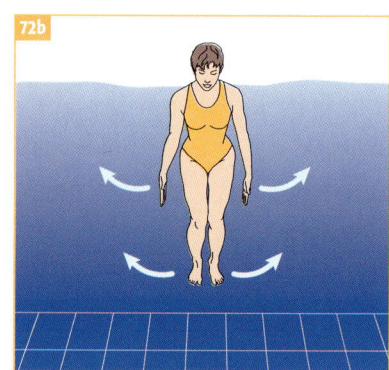

• Hampelmann mit kräftigem Absprung nach oben (Kräftigung von Gesäß- und Hüftmuskulatur, Armen, Rücken, Waden und Adduktoren; Abb. 73 a, b).

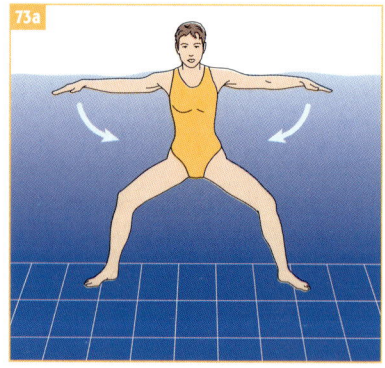

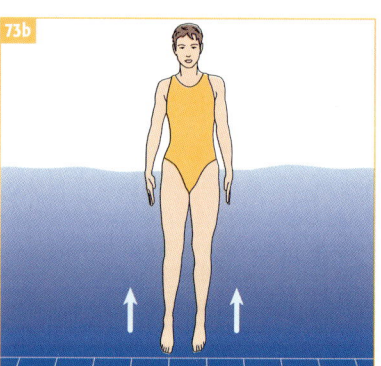

Entspannung (2 Min.)
• In der Rückenlage schweben, die Arme machen kleine Paddelbewegungen, die Füße wechselseitig anziehen und strecken.

Kräftigung am Beckenrand (leichte Beanspruchung)

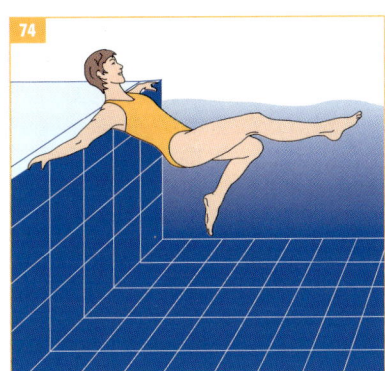

Trainingsdauer: 10 Min.

• Mit dem Rücken am Beckenrand die Arme an der Überlaufrinne einhängen. Mit den Beinen Radfahrbewegung, dabei auf aktive Fußgelenkbewegungen und auf eine große Amplitude der Beine achten: aktive Bewegung nach unten und hinten. Um eine Hohlkreuzhaltung zu vermeiden, die Bauchmuskulatur anspannen (Kräftigung von Beinen, Bauch und Waden, Massagewirkung für die Beine; Abb. 74).

• Haltung wie vorher. Die gestreckten Beine grätschen und schließen, dabei die Fußgelenke beugen und strecken (Kräftigung von Gesäß, Hüfte, Adduktoren, Abduktoren und Bauch, Dehnung der Adduktoren; Abb. 75 a, b).

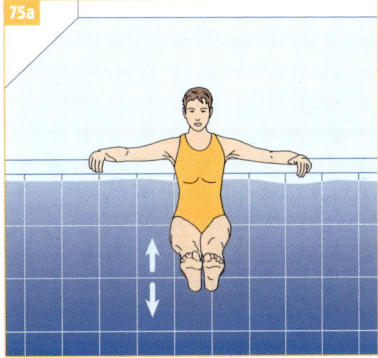

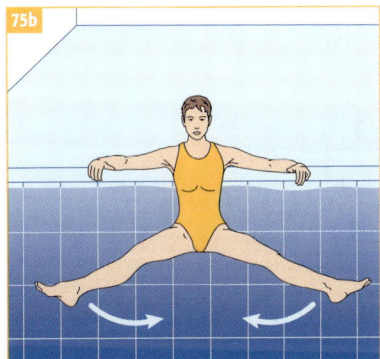

• Mit dem Gesicht zur Wand und gestreckten Armen am Beckenrand festhalten, ein Fuß stützt an der Wand.
Kräftig von der Wand wegdrücken, dann
das Bein wechseln. Dabei bleibt der
Oberkörper fixiert, nur die Beine arbeiten (Kräftigung von Hüfte, Oberschenkelvorderseite und Waden, Dehnung
des Gesäßes; Abb. 76).

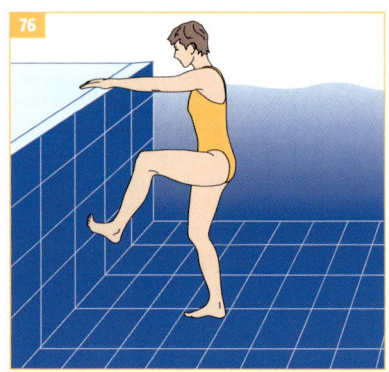

• Rücklings am Beckenrand einhängen.
Knie anziehen und strecken. Bauchmuskulatur anspannen, so daß die Lendenwirbelsäule an der Wand bleibt.
Variante: Die Beine abwechselnd strek-
ken (Kräftigung von Hüfte, Oberschenkel-
vorder- und -rückseite, Bauch, Dehnung
der Oberschenkelrückseite; Abb. 77 a, b).

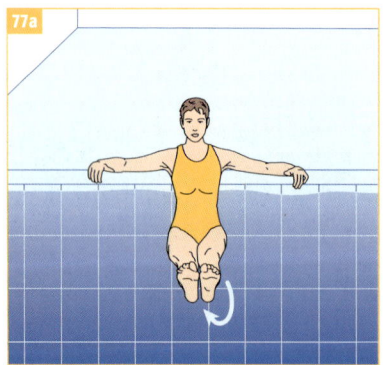

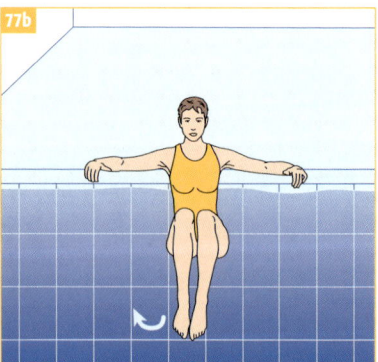

• Mit dem Gesicht zur Wand und gestreckten Armen an der Überlaufrinne
festhalten. Den Körper zu den Händen
ziehen, wobei sich die Ellenbogen zur
Seite bewegen; danach die Arme wieder strecken. Körperspannung halten
(Kräftigung von Armen, Rücken und
Brust; Abb. 78 a, b).

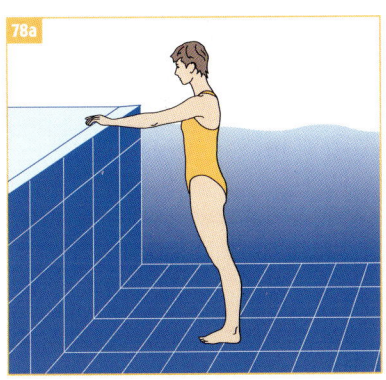
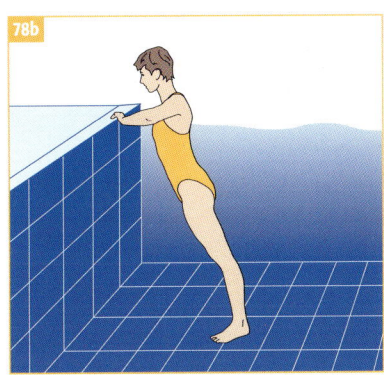

• Seitliche Stellung zum Beckenrand, mit der rechten Hand festhalten. Das linke Bein strecken und den Fuß anziehen. Der linke Fuß kreuzt langsam das rechte Bein und bewegt sich schnell hoch zur Wasseroberfläche. Knie und Fuß zeigen dabei nach vorn. Dann die

Seite wechseln (Kräftigung von Gesäß und Abduktoren, Dehnung von Gesäß und Adduktoren; Abb. 79 a, b).
Variante: Langsam das Bein zur Wasseroberfläche führen, schnell kreuzen (Kräftigung der Adduktoren, Dehnung von Gesäß und Abduktoren).

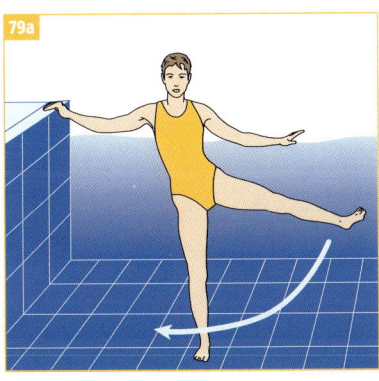
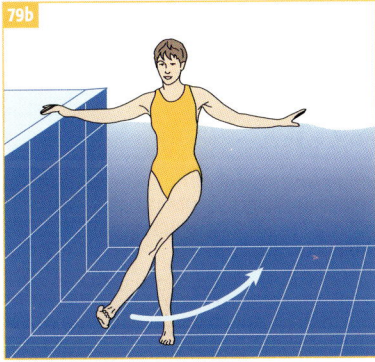

Übungsprogramm für Schwangere

Zu beachten ist:

- Die Wassergymnastik darf nur bei einer normal verlaufenden Schwangerschaft ohne Komplikationen durchgeführt und kann bis zwei Wochen vor der Geburt fortgesetzt werden.
- Die Übungen nicht mit voller Kraft ausführen.
- Die Belastung sollte individuell gesteuert werden. Sie sollten sich dabei immer wohl fühlen. Auch die Tagesform kann schwanken – Sie sollten auf Ihren Körper hören.
- Hüpfübungen sollten um so mehr vermieden werden, je weiter die Schwangerschaft fortgeschritten ist.
- Schnelle, abrupte Richtungsänderungen vermeiden. Diese belasten zusätzlich das überdehnte Bindegewebe im Bauchbereich.
- Eine wärmere Wassertemperatur (29–30 °C) wirkt sich günstiger auf den Organismus aus und wirkt entspannend.
- Nachruhe ist zu empfehlen; dadurch können sich Kreislauf und Stoffwechsel langsam wieder normalisieren.
- Nach der Wassergymnastik besonderen Wert auf die Körperpflege legen. Durch den Einfluß der Schwangerschaftshormone ist die werdende Mutter anfälliger für Infektionen im Genitalbereich.

Leichte Beanspruchung

Trainingsdauer: 30 Min.

Freies Bewegen und Anpassen des Organismus an die Wasserverhältnisse (5 Min.)

Gehen in der Fortbewegung (5 Min.)

- Vorwärts gehen in kleinen Schritten, Achterkreisen der Arme.
- Rückwärts gehen, Achterkreisen der Arme.
- Vier Schritte Ballengang und vier Schritte Fersengang im Wechsel, Achterkreisen der Arme.
- Vorwärts gehen, Arme klatschen vor bzw. hinter dem Körper.
- Vorwärts gehen, Knie seitlich hochziehen, Achterkreisen der Arme.
- Vorwärts gehen, lange Schritte, die Arme pendeln gegengleich.
- Vorwärts gehen mit Schulterkreisen vorwärts und rückwärts.

Herz-Kreislauf-Training am Ort (4 Min.)

- Gehen am Ort, Achterkreisen der Arme.
- Federn, Achterkreisen der Arme.
- Federn, Hände abwechselnd zur Faust ballen und strecken.
- Federn, Arme lockern
- Federn, Arme kreuzen (Hände schneiden durch das Wasser).
- Gehen am Ort, Kickbewegung der Beine nach vorwärts, seitwärts und rückwärts, Achterkreisen der Arme.
- Laufen, die Arme beschreiben abwechselnd Achterkreise, schieben vor dem Körper, kreuzen (Hände schneiden).

Gehen in der Fortbewegung: Koordination, Wassergefühl (5 Min.)

- Vorwärts gehen, Achterkreisen der Arme.
- Lange Schritte vorwärts, Arme machen Brustschwimmbewegung.

- Vorwärts gehen, Arme lockern.
- Rückwärts gehen, Arme schaufeln von hinten nach vorn.
- Lange Schritte rückwärts, Arme schieben von hinten nach vorn.
- Vorwärts gehen, Arme lockern.
- Seitliche Nachstellschritte, die Arme bewegen sich zu den Oberschenkeln.

Kräftigung (5 Min.)
- Grätschstand. Arme schwingen nach rechts und links, mit Gewichtsverlagerung (Kräftigung der Schultern; Abb. 80).

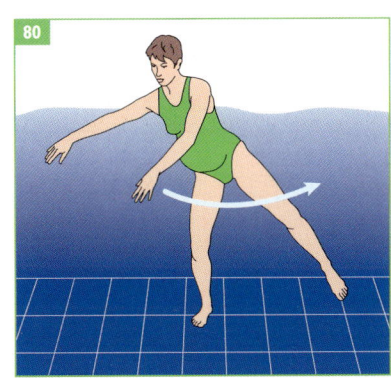

- Ein Knie anziehen, Bein und Fuß nach vorn strecken und das gestreckte Bein nach unten führen, die Arme stabilisieren (Kräftigung von Oberschenkelvorderseite und Gesäß, Dehnung der Oberschenkelrückseite; Abb. 81 a, b, c).

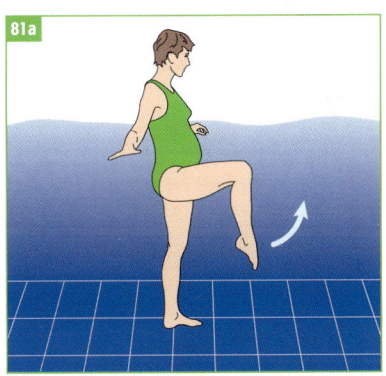
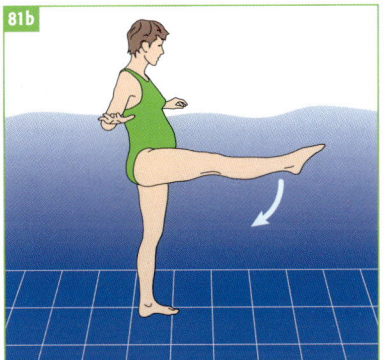
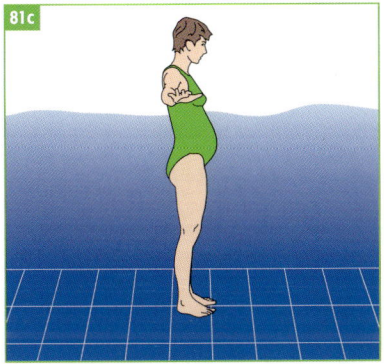

- Grätschstand mit den Schultern im Wasser. Die Ellenbogen seitlich beugen und strecken. Die gestreckten Arme möglichst weit nach hinten führen, dabei zeigen die Handflächen nach vorn (Kräftigung von Armen, Brust und Rücken, Dehnung der Brust; Abb. 82 a, b).

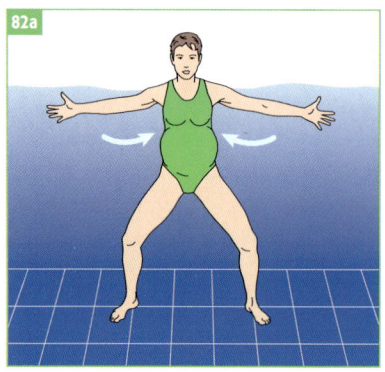

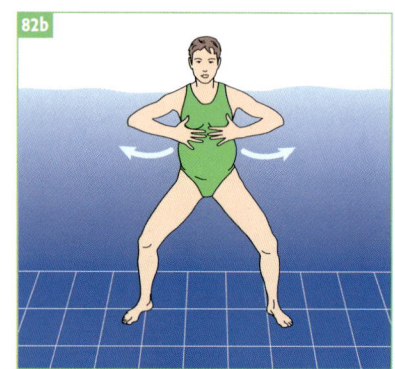

• Ein Bein in der Waagerechten. Den Unterschenkel abwechselnd beugen und strecken, dann gebeugt kreisen. Die Fußspitze dabei strecken (Kräftigung von Oberschenkelvorder- und -rückseite sowie der Hüfte; Abb. 83 a, b, c).

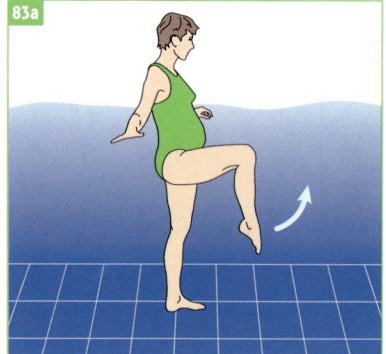

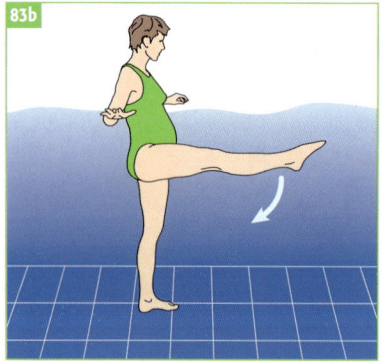

• Ausfallschritt: Durch Gewichtsverlagerung vor und zurück schaukeln, die Arme unterstützen die Bewegung. Beim Rückwärtsschaukeln die Handflächen nach vorn drehen und kraftvoll die Arme nach hinten ziehen (Kräftigung des Rückens, Dehnung der Brust; Abb. 84 a, b).

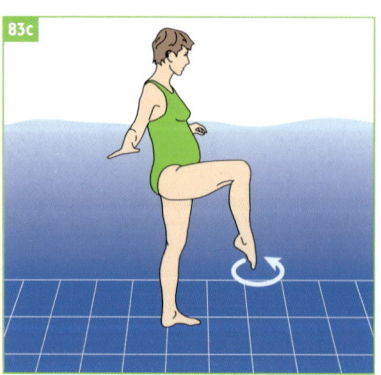

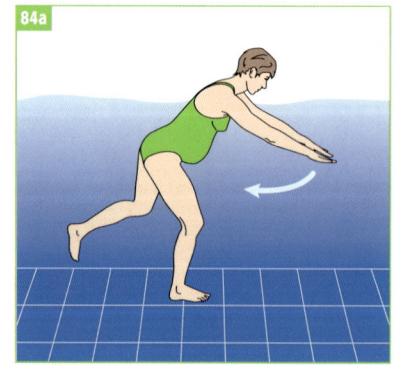

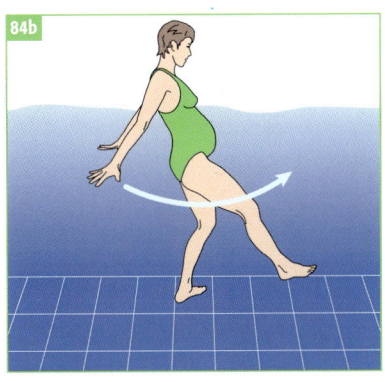

• Rücklings an der Überlaufrinne einhängen. Beine grätschen und schließen;
der Rücken bleibt an der Wand (Kräftigung der Abduktoren, Adduktoren und
Hüfte, Dehnung der Adduktoren;
Abb. 85 a, b).

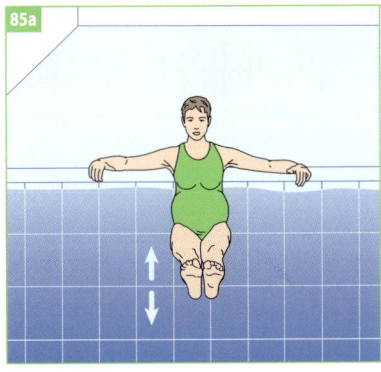

Entspannung (6 Min.)

• Mit dem Gesicht zum Beckenrand an
der Überlaufrinne festhalten. Einatmen,
Körper strecken, Brust herausdrücken,
Schulter fallen lassen. Dann mit rundem
Rücken ausatmen und dabei entspan-
nen (Abb. 86 a, b).

• Rücklings an der Überlaufrinne einhängen. Mit den Beinen locker paddeln
und dabei die Hüfte leicht nach rechts
und links verwringen.

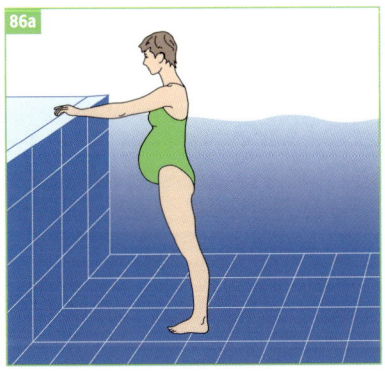

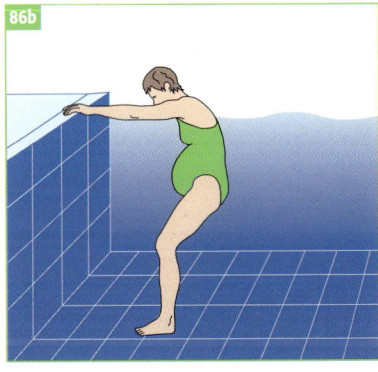

Übungsprogramme bei Cellulitis

Zu beachten ist:
• Die Übungen eher mit geringer Intensität und mehreren Wiederholungen ausführen als mit hohem Krafteinsatz.
• Die Arm- und Beinbewegungen relativ schnell ausführen, um die Massagewirkung des Wassers möglichst auszunützen.
• Nach dem Gymnastikprogramm noch mindestens 15 Min. Schwimmen bzw. Gesundheitsschwimmen anfügen.
• Nach dem Training die Arme und Beine kalt abbrausen, anschließend die Beine hochlagern.
• Möglichst oft trainieren: mindestens 2–3mal pro Woche. Die Wassergymnastik mit anderen Ausdauersportarten wie Walking, Jogging, Radfahren, Wandern, Skilanglauf etc. ergänzen.

Anfänger

Trainingsdauer: 45 Min.
(30 Min. Wassergymnastik, 15 Min. Gesundheitsschwimmen/Rückenschwimmen)

Gehen in der Fortbewegung (5 Min.)
• Vorwärts gehen, Achterkreisen der Arme.
• Rückwärts gehen, Achterkreisen der Arme.
• Vier Schritte Ballengang und vier Schritte Fersengang im Wechsel, Achterkreisen der Arme.
• Beim Vorwärtsgehen Knie hochheben, bis in den Ballenstand gehen, Achterkreisen der Arme.
• Lange Schritte (Knie weit nach oben nehmen).

• Vorwärts gehen, Arme schaufeln von vorn nach hinten.
• Vorwärts gehen, Arme schaufeln von hinten nach vorn.
• Rückwärts gehen, Arme schaufeln von hinten nach vorn.

Herz-Kreislauf-Training am Ort (4 Min.)
• Federn mit Achterkreisen der Arme.
• Laufen, die Arme boxen bzw. schieben vor dem Körper.
• Anfersen, Arme schieben vor dem Körper.
• Laufen mit Achterkreisen der Arme.
• Cancan tanzen: Knie vorn und seitlich hochziehen, Achterkreisen der Arme.
• Laufen mit Achterkreisen der Arme.
• Große Kickbewegung mit den Beinen (erst Knie hoch, dann kicken), nach vorn und seitlich.
• Laufen, Arme kreuzen, sowohl mit der Faust als auch mit offener Hand.

Gehen in der Fortbewegung: Koordination, Wassergefühl (5 Min.)
• Vorwärts gehen, Achterkreisen der Arme.
• Vorwärts gehen, die Arme klatschen vor und hinter dem Körper zusammen (große Bewegung).
• Rückwärts gehen, die Arme schaufeln in, dann gegen die Gehrichtung.
• Seitliche Nachstellschritte, die Arme bewegen sich zu den Oberschenkeln.
• Seitwärts nach links gehen; das rechte Bein kreuzt abwechselnd vor und hinter dem linken Bein. Die Hüfte dreht in der Bewegung mit. Zuerst kleine, dann große Schritte; Richtungswechsel.

Ausdauertraining am Ort (4 Min.)

- Federn, Schultern hochziehen.
- Federn, Arme boxen bzw. kreuzen vor dem Körper.
- Laufen, Arme schieben vor dem Körper.
- Anfersen mit Achterkreisen der Arme.
- Beine und Arme lockern.
- Im Hüpfen abwechselnd das rechte und linke Knie hochziehen.
- Kickbewegung der Beine nach vorwärts und seitwärts.
- Federn, Arme lockern.
- Charleston tanzen: Dabei mit den Händen die Fersen berühren.
- Langlaufbewegung (kleine Bewegung).
- Beine und Arme lockern.
- Dehnen der Wadenmuskulatur, Arme stabilisieren.

Kräftigung (10 Min.)

- Ein Bein in der Waagerechten, Fuß dabei strecken. Unterschenkel abwechselnd beugen und strecken; am Anfang am Beckenrand festhalten, später im freien Stand mit den Armen das Gleichgewicht halten (Kräftigung von Oberschenkelvorder- und -rückseite, Hüfte, Dehnung der Oberschenkelrückseite; Abb. 87 a, b).

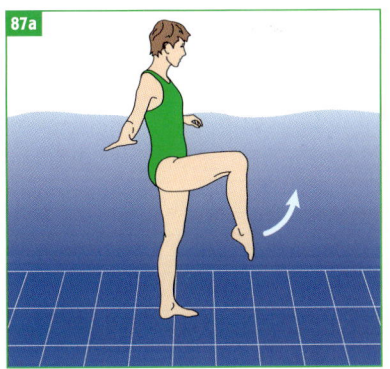
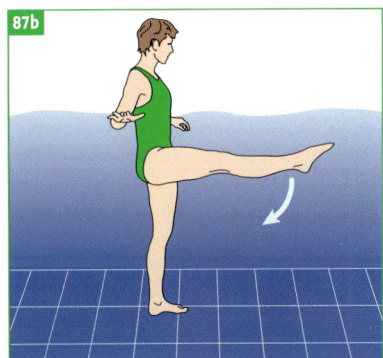

- Beine parallel, die Knie leicht gebeugt. Die Hände schneiden parallel zum Körper vor und zurück; langsames und doppelt so schnelles Tempo im Wechsel (Kräftigung von Armen, Schultern und Rücken, Massagewirkung für die Arme; Abb. 88).

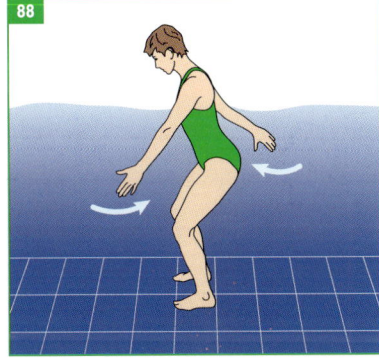

• Ein Bein hüfthoch anziehen und vor dem Körper Achterkreise beschreiben. Die Hüfte dreht in der Bewegung mit, die Arme stabilisieren (Kräftigung von Gesäß, Bauch und Adduktoren, Dehnung von Gesäß und Adduktoren, Verbesserung des Gleichgewichts; Abb. 89 a, b).

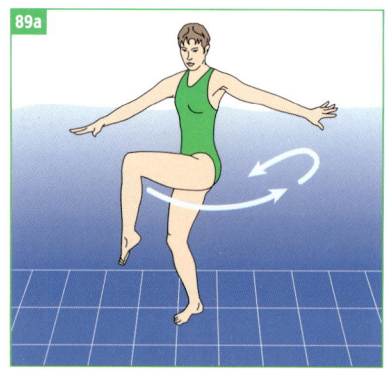

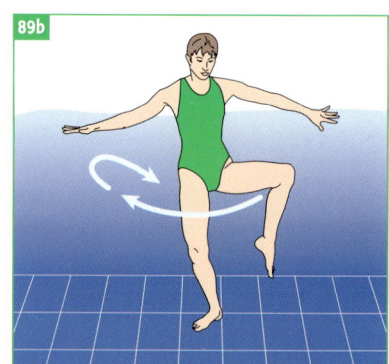

• Rechte Hand zum linken Fuß und umgekehrt, dabei den Rücken möglichst gerade halten (Kräftigung von Adduktoren und Hüfte, Dehnung des Gesäßes, Koordination; Abb. 90).

• Wie nebenstehend, jedoch Hände und Füße hinter dem Körper zusammenführen (Kräftigung der Oberschenkelrückseite, Dehnung der Oberschenkelvorderseite, Koordination; Abb. 91).

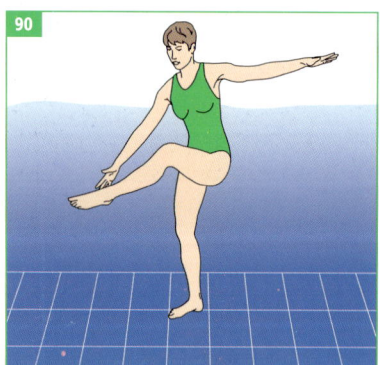

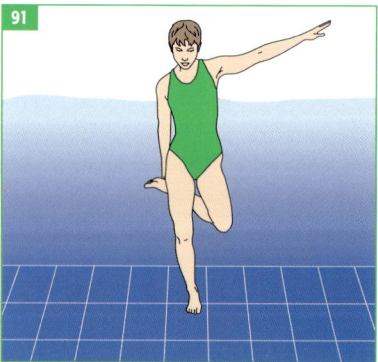

• Seitliche Stellung zum Beckenrand, mit der rechten Hand festhalten. Das linke Bein strecken und den Fuß anziehen. Der linke Fuß kreuzt langsam das rechte Bein und bewegt sich schnell hoch zur Wasseroberfläche. Knie und Fuß zeigen dabei nach vorn. Dann die Seite wechseln (Kräftigung von Gesäß

und Abduktoren, Dehnung von Gesäß und Adduktoren; Abb. 92 a, b).
Variante: Langsam das Bein zur Wasser-

oberfläche führen, schnell kreuzen (Kräftigung der Adduktoren, Dehnung von Gesäß und Abduktoren).

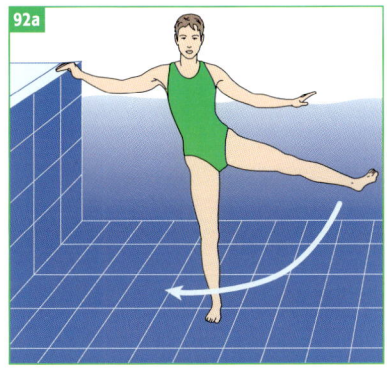

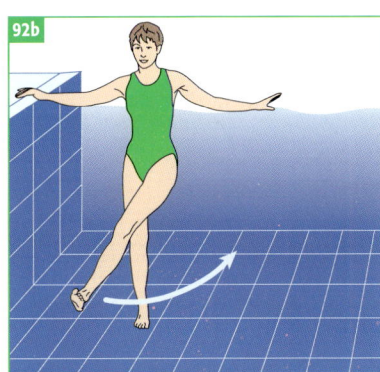

• Mit dem Gesicht zur Wand und gestreckten Armen am Beckenrand festhalten; ein Fuß stützt an der Wand. Kräftig von der Wand wegdrücken, dann das Bein wechseln. Dabei bleibt der Oberkörper fixiert, nur die Beine arbeiten (Kräftigung von Hüfte, Oberschenkelvorderseite und Waden, Dehnung des Gesäßes; Abb. 93).

• Mit dem Rücken am Beckenrand die Arme an der Überlaufrinne einhängen. Mit den Beinen Radfahrbewegung, dabei auf aktive Fußgelenkbewegungen und auf eine große Amplitude der Beine achten. Um eine Hohlkreuzhaltung zu vermeiden, die Bauchmuskulatur anspannen (Kräftigung von Beinen, Bauch und Waden, Massagewirkung für die Beine; Abb. 94).

Entspannung (2 Min.)
• Arme und Beine kräftig schütteln (Wassermassage).
• Rückwärts an der Überlaufrinne einhängen, leichte Radfahrbewegung mit den Beinen.

Fortgeschrittene

Trainingsdauer: 55 Min.
(45 Min. Wassergymnastik, 10 Min. Gesundheitsschwimmen/Rückenschwimmen)

Gehen in der Fortbewegung (5 Min.)

• Vorwärts gehen, Achterkreisen der Arme.
• Vorwärts gehen, die Arme schaufeln wechselseitig rechts und links in, später gegen die Gehrichtung.
• Rückwärts gehen, Arme wie oben.
• Knie hochziehen, auf den Ballen des anderen Fußes hochdrücken, Achterkreisen der Arme.
• Vorwärts gehen mit langen Schritten (Knie weit nach oben nehmen), Arme machen Brustschwimmbewegung.
• Rückwärts gehen mit langen Schritten, die Arme schaufeln von hinten nach vorn.
• Vorwärts gehen, Arme schaufeln in der Gehrichtung, nach fünf Schritten Drehung um 180°, mehrmals wiederholen.
• Vorwärts gehen, Arme vor und hinter dem Körper zusammenführen.

Herz-Kreislauf-Training in der Fortbewegung (5 Min.)

• Laufen, Arme schaufeln gleichzeitig erst in, dann gegen die Laufrichtung.
• Laufen mit Achterkreisen der Arme.
• Kniehebelauf, Arme schaufeln erst in, dann gegen die Laufrichtung.
• Sechs Schritte vorwärts und sechs Schritte rückwärts im Wechsel, die Arme schaufeln in der Laufrichtung.
• Kniehebelauf, die Arme machen Brustschwimmbewegung.
• Anfersen mit Achterkreisen der Arme.
• Seitgalopp, Arme bewegen sich zu den Oberschenkeln (Laufrichtung wechseln).

Gehen in der Fortbewegung: Koordination (5 Min.)

• Vorwärts gehen, Achterkreisen der Arme.
• Vorwärts gehen mit den Schultern im Wasser, die Arme klatschen vor und hinter dem Körper.
• Im Wechsel rechte Hand zum linken Fuß und linke Hand zum rechten Fuß führen.
• Wie vorher, aber hinter dem Körper.
• Im seitlichen Gehen kreuzt das linke Bein abwechselnd vor und hinter dem rechten Bein. Lange Schritte; die Hüfte dreht in der Bewegung mit (Laufrichtung wechseln).
• Vorwärts gehen, Knie hochziehen, auf den Ballen des anderen Fußes hochdrücken, Arme schwingen gegengleich mit.
• Hopserlauf: wie vorher, aber vom Boden abdrücken.
• Hopserlauf rückwärts.
• Vorwärts gehen mit Achterkreisen der Arme.

Kräftigung (15 Min.)

• Beine prallel, die Knie leicht gebeugt. Die Hände schneiden parallel zum Körper vor und zurück; langsames und doppelt so schnelles Tempo im Wechsel (Kräftigung von Armen, Schultern und Rücken, Massagewirkung für die Arme; Abb. 95).

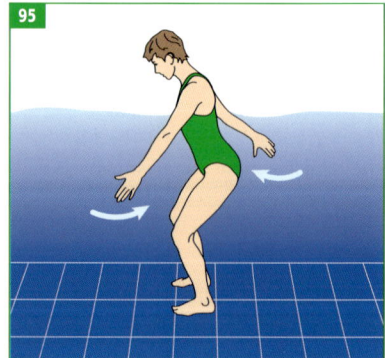

95

• Ein Bein kraftvoll bis zur Wasseroberfläche strecken, im Wechsel beugen und strecken. Die Arme stabilisieren (Kräftigung der Oberschenkelvorder- und -rückseite, Dehnung der Oberschenkelrückseite; Abb. 96 a, b).

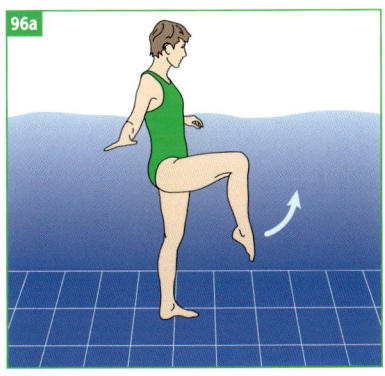
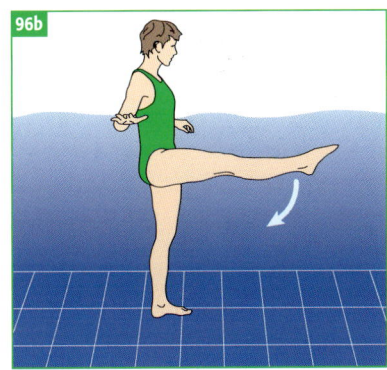

Variante 1: Das Bein abwechselnd nach rechts und links zur Wasseroberfläche strecken (zusätzliche Kräftigung und Dehnung des Gesäßes).
Variante 2: Im Hüpfen das Bein nach rechts und links zur Wasseroberfläche strecken (zusätzliche Kräftigung von Wade und Fuß).

• Kräftig vom Boden wegspringen und zuerst eine viertel, eine halbe und dann eine ganze Drehung um die eigene Achse ausführen (Kräftigung der Beine, Koordination; Abb. 97).

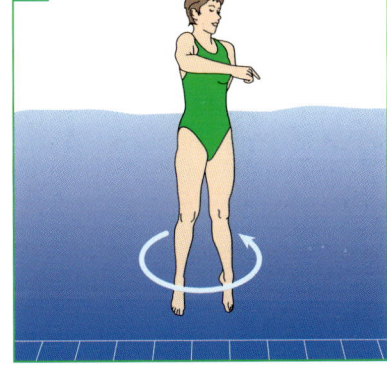

• Langlaufbewegung mit den Schultern im Wasser; große Bewegung, kraftvoll wechseln.
Variante: Handflächen nach hinten nehmen (Kräftigung von Beinen, Armen, Waden und Füßen, Dehnung von Wade und Oberschenkelrückseite; Abb. 98).

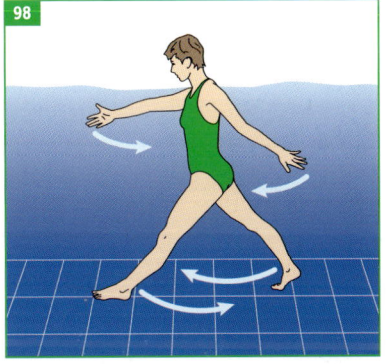

• Knie hüfthoch anziehen und vor dem Körper Achterkreise beschreiben. Die Hüfte dreht in der Bewegung mit, die Arme stabilisieren den Körper; auch mit dem anderen Bein (Kräftigung von Gesäß, Bauch und Adduktoren, Dehnung von Gesäß und Adduktoren; Abb. 99 a, b).

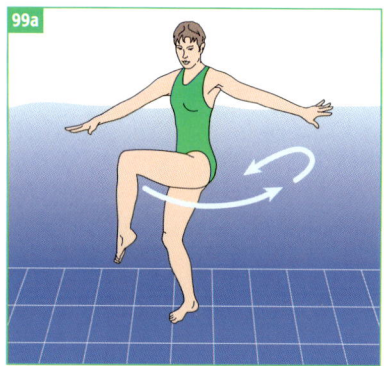
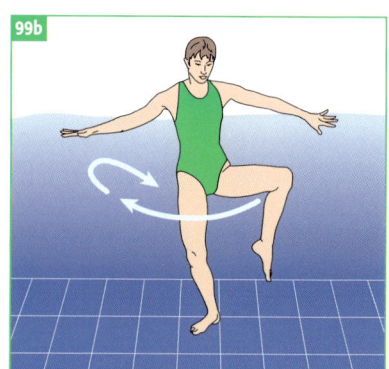

• Hocksprünge: Vom Boden kräftig wegspringen und dabei die Knie bis an die Wasseroberfläche anziehen. Vier Sprünge in schneller Folge hintereinander, kurze Pause; mehrmals wiederholen (Kräftigung von Beinen, Füßen und Bauch; Abb. 100).

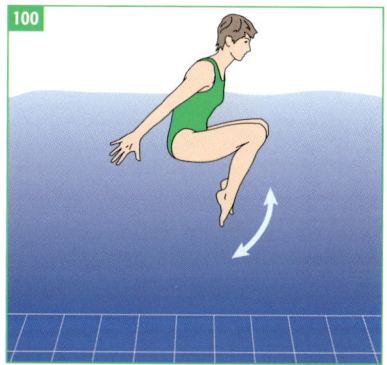

• Wassertreten: Die Arme stabilisieren, während die Beine treten (Kräftigung von Armen und Beinen, Dehnung des Rückens, Gleichgewicht; Abb. 101).

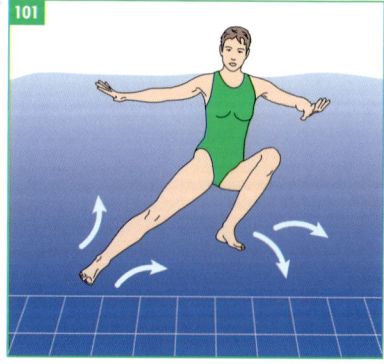

• Ausfallschritt, Arme in Vorhalte. Vom hinteren Bein nach vorn wegdrücken und das Knie hochziehen, gleichzeitig drücken die Arme von vorn nach hinten, wobei die Handflächen nach hinten zeigen. Beinwechsel (Kräftigung von Oberschenkelvorderseite, Armen und Rücken, Dehnung des Gesäßes; Abb. 102 a, b).

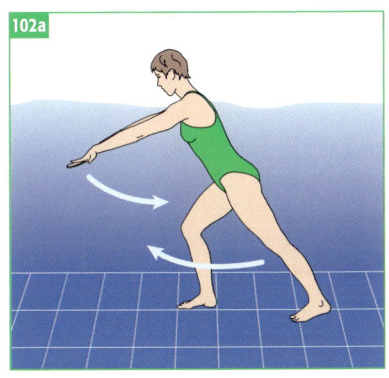

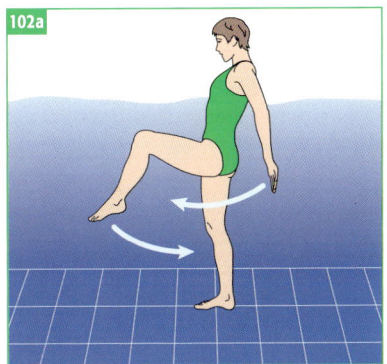

• Mit dem Gesicht zur Wand an der Überlaufrinne festhalten. Twisten: Hüfte und Knie drehen gegengleich im Wechsel mit kleinen schnellen Hüpfbewegungen (Kräftigung von Füßen und Waden, Massage der Beine; Abb. 103 a, b, c).

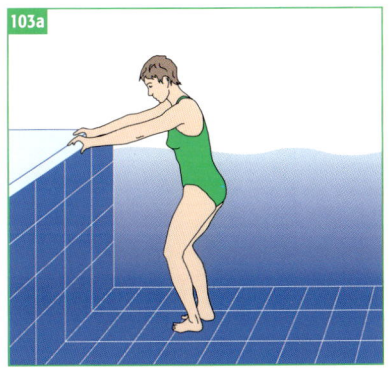

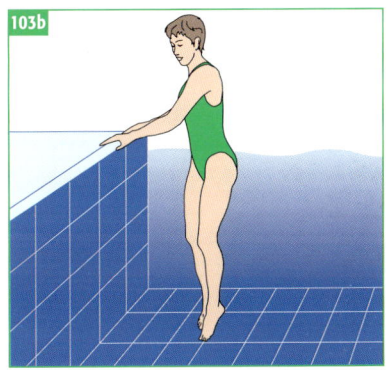

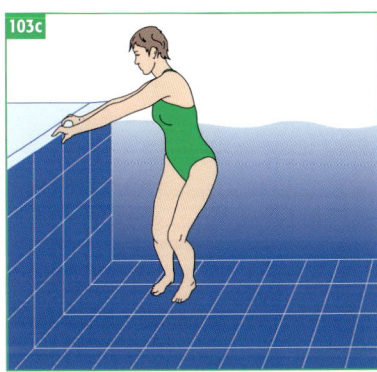

• Mit dem Rücken am Beckenrand die Arme an der Überlaufrinne einhängen. Mit den Beinen Radfahrbewegung, dabei auf aktive Fußgelenkbewegungen und auf eine große Amplitude der Beine achten. Um eine Hohlkreuzhaltung zu vermeiden, die Bauchmuskulatur anspannen (Kräftigung von Beinen, Bauch und Waden, Massagewirkung für die Beine; Abb. 104).

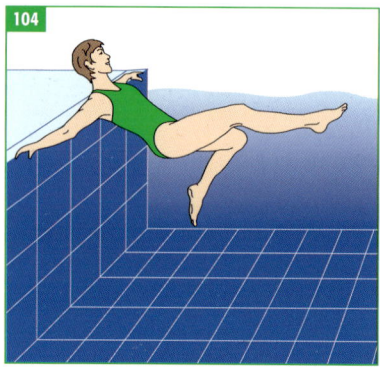

• Laufen, Arme lockern.
• Kickbewegung nach vorn und seitlich; Knie dabei hochziehen, Arme stabilisieren.
• Federn, Arme und Beine lockern.
• Arme und Beine kräftig schütteln (Wassermassage).

Cool down/Entspannung (5 Min.)
• Im Gehen Arme und Beine lockern und dabei tief durchatmen.
• Rückwärts an der Überlaufrinne einhängen, leichte Radfahrbewegung mit den Beinen.
• Kopf an der Überlaufrinne abstützen, Arme und Beine lockern.

Ausdauertraining am Ort (10 Min.)
• Laufen mit Achterkreisen der Arme.
• Anfersen, Arme kreuzen mit offener Hand.
• Kniehebelauf mit Achterkreisen der Arme.
• Laufen mit Achterkreisen der Arme.
• Hampelmann (erst kleine, dann große Bewegung).
• Hampelmann mit Schultern im Wasser (große Bewegung).
• Hampelmann: Kräftig vom Boden wegdrücken und aus dem Wasser hochspringen.
• Laufen, Arme lockern.
• Laufen mit Achterkreisen der Arme.
• Langlaufbewegung (große Bewegung).
• Langlaufbewegung: Kräftig vom Boden wegdrücken und aus dem Wasser hochspringen.
• Langlaufbewegung schwebend, ohne Bodenkontakt.

Übungsprogramme für sportlich Aktive

Leichte Beanspruchung

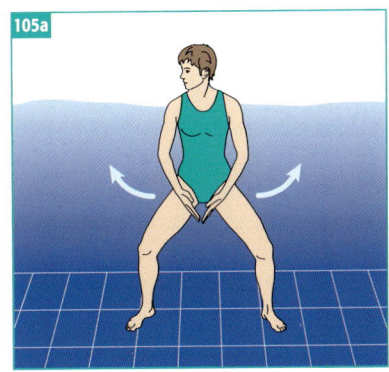

Trainingsdauer: 30 Min.
Wassergymnastik

Wahlfreies Programm aus verschiedenen Problemgruppen für Anfänger:
Die Teile Gehen in der Fortbewegung, Herz-Kreislauf-Training, Ausdauertraining und Kräftigung können beliebig zusammengestellt werden. Zur Kräftigung kann auch das folgende spezielle Kräftigungsprogramm eingesetzt werden.

Kräftigung (10 Min.)
• Grätschstand. Die Arme vor dem Körper schnell nach unten zusammenführen, langsam wieder hoch zur Wasseroberfläche nehmen.
Variation: Die Arme langsam zusammen- und schnell hochführen (Kräftigung von Armen, Rücken und Brust; Abb. 105 a, b).

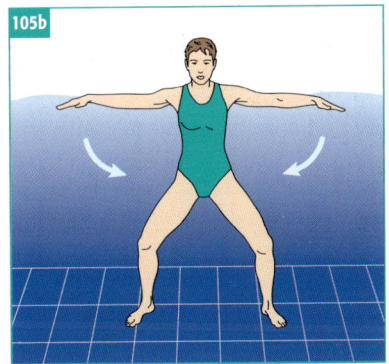

• Ein Bein anziehen, strecken und das gestreckte Bein zur Wasseroberfläche führen. Dann das gestreckte Bein wieder nach unten zum Standbein senken. Den Fuß dabei strecken, die Arme stabilisieren (Kräftigung von Oberschenkelvorder- und -rückseite, Gesäß, Dehnung der Oberschenkelrückseite; Abb. 106 a, b, c).

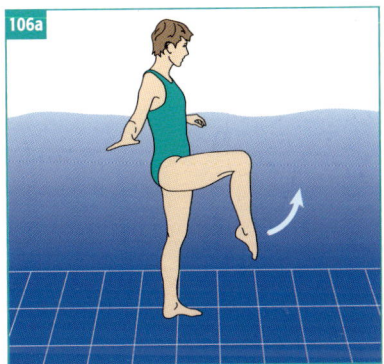

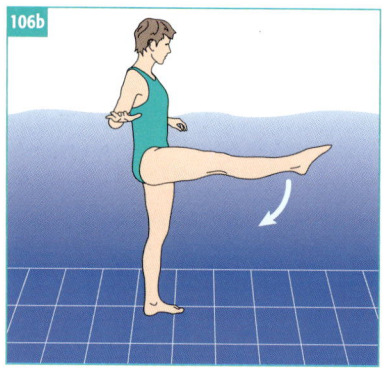

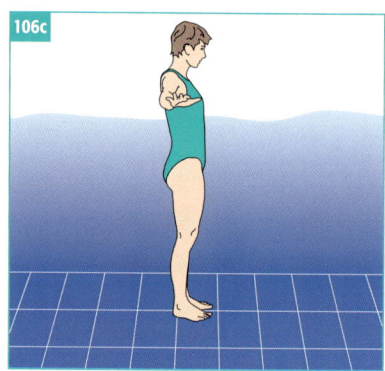

• Grätschstand. Arme vor und hinter dem Körper in einer großen Bewegung zusammenführen. Die Hände zeigen in die Bewegungsrichtung (Kräftigung von Brust, Armen, Schultern und Rücken, Dehnung von Brust und Rücken; Abb. 107 a, b).

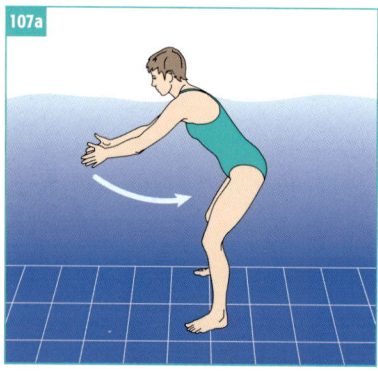

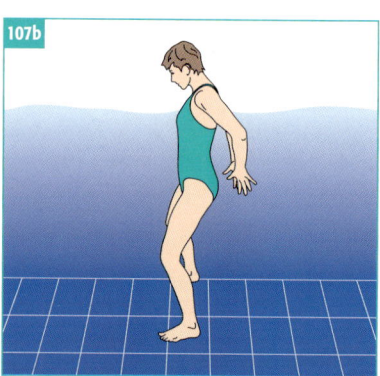

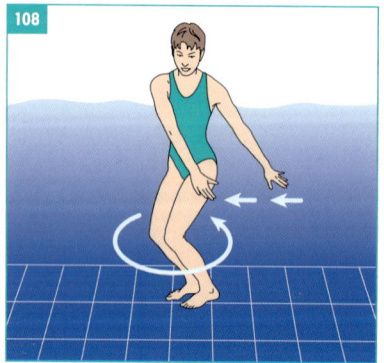

• Twisten: Hüfte und Knie drehen gegengleich nach rechts und links; kleine, schnelle Hüpfbewegung (Kräftigung von Füßen, Waden, Armen und Rücken; Abb. 108).

• Ein Bein hüfthoch anziehen und vor dem Körper Achterkreise beschreiben. Die Hüfte dreht mit, die Arme stabilisieren (Kräftigung von Gesäß, Bauch und Adduktoren, Dehnung von Gesäß und Adduktoren; Abb. 109 a, b).

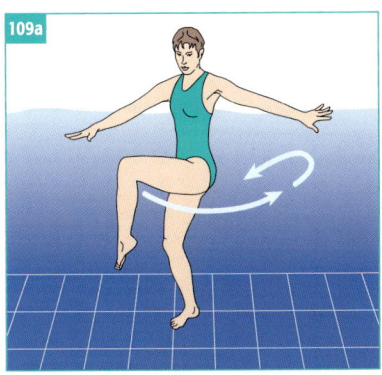

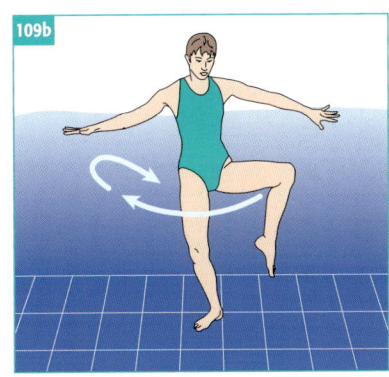

- Im Hüpfen die Arme und Beine kreuzen; zwischen schnellen und langsamen Bewegungen wechseln (Kräftigung von Brust, Armen und Adduktoren, Dehnung des Rückens im Schulterblattbereich; Abb. 110 a, b).

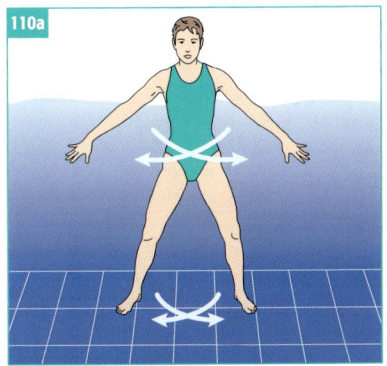

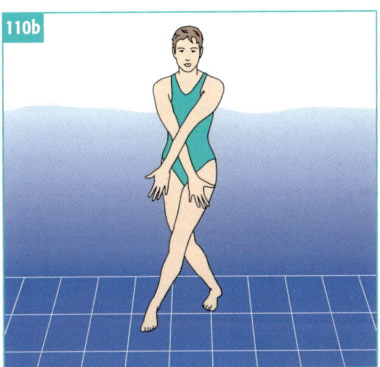

- Rechtes und linkes Knie abwechselnd anheben und jeweils die Hände unter dem Knie zusammenschlagen.
Variante: Dieselbe Übung im Hüpfen ausführen (Kräftigung von Brust, Armen und Hüfte, Dehnung von Gesäß und Rücken; Abb. 111).

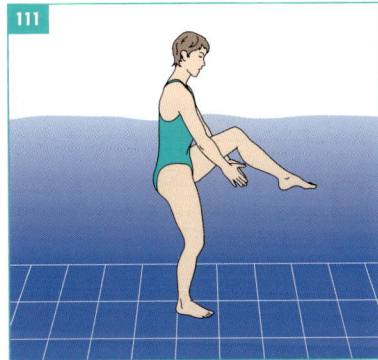

• Breiter Grätschstand. Mit geöffneten Händen wird das Wasser abwechselnd nach rechts und links geschoben (Kräftigung der Arme, der Schultern, des Bauchs und des Rückens; Abb. 112 a, b).

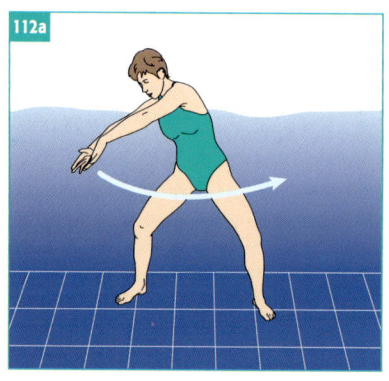

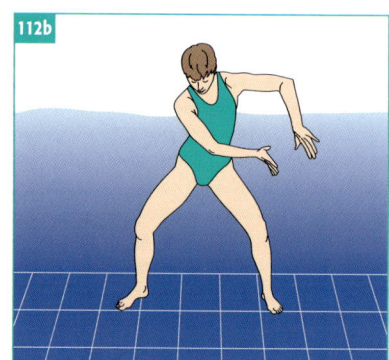

• Hocksprünge: Vom Boden kräftig wegspringen und dabei die Knie bis an die Wasseroberfläche anziehen. Vier Sprünge in schneller Folge hintereinander, kurze Pause; mehrmals wiederholen (Kräftigung von Beinen, Füßen und Bauch; Abb. 113).

• Wassertreten: Die Arme stabilisieren, während die Beine treten (Kräftigung der Arme und Beine, Dehnung des Rückens, Gleichgewicht; Abb. 114).

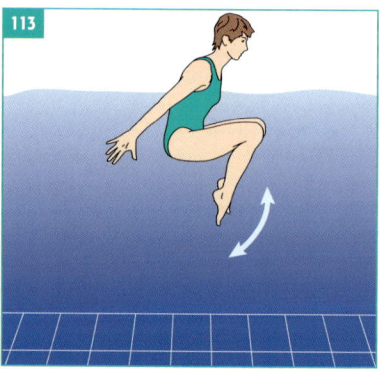

Kräftigung am Beckenrand (mittlere Beanspruchung)

Trainingsdauer: 45 Min.
(30 Min. Wassergymnastik, 15 Min. Gesundheitsschwimmen/Rückenschwimmen)

Wiederum wird ein Programm aus den Problemgruppen für Fortgeschrittene beliebig zusammengestellt und mit einem speziellen Kräftigungsteil am Beckenrand kombiniert.

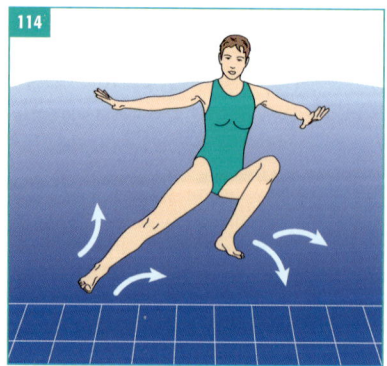

Kräftigung am Beckenrand (10 Min.)

• Mit dem Gesicht zur Wand an der Überlaufrinne festhalten. Die Arme in schneller Folge anziehen und strecken, Körperspannung halten (Kräftigung von Rücken, Brust und Armen; Abb. 115 a, b).

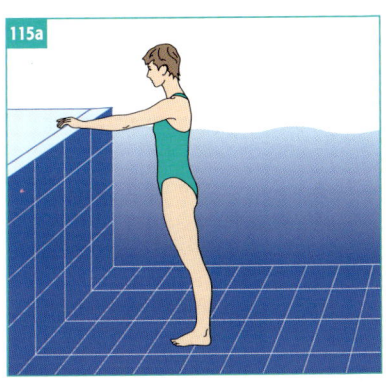 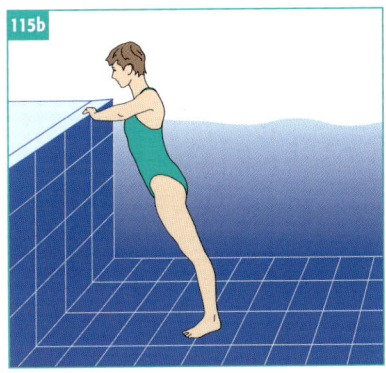

• Wasserstemme: Mit dem Gesicht zur Wand an der Überlaufrinne festhalten, die Füße mit gebeugten Knien an die Wand stemmen. Die Knie beugen und strecken (Kräftigung der Oberschenkelvorderseite, Dehnung von Oberschenkelrückseite und Rücken; Abb. 116 a, b).

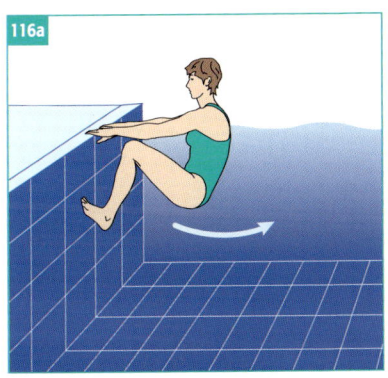 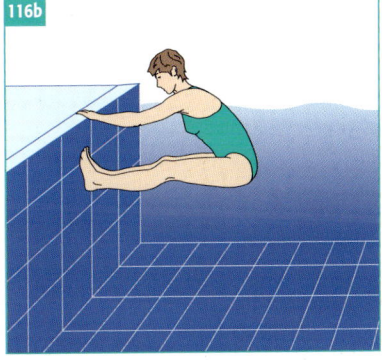

• Rücklings an der Überlaufrinne einhängen. Die Knie anziehen, strecken und langsam wieder nach unten zum Stand sinken lassen. Den Rücken während der ganzen Übung an die Wand pressen. Variante: Die Beine abwechselnd nach rechts und links strecken (Kräftigung des Bauches; Abb. 117 a, b, c).

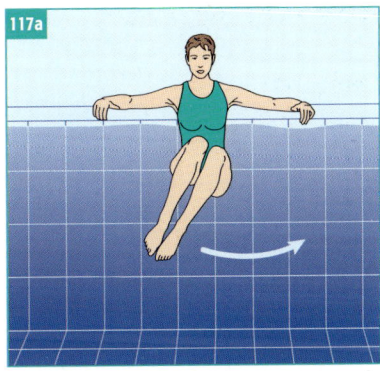

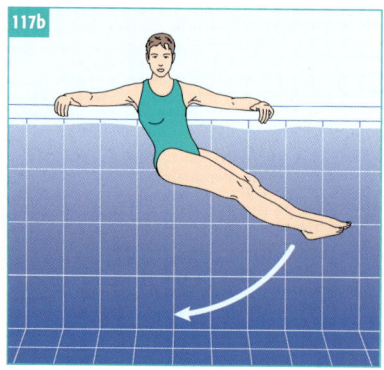

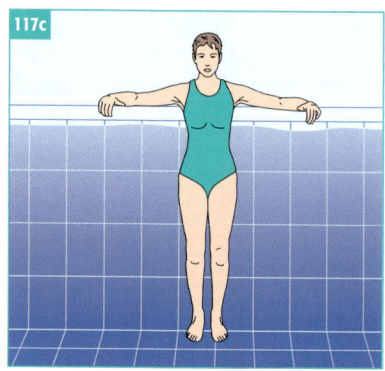

• Wasserstütz: Mit dem Gesicht zur
Wand an der Überlaufrinne festhalten,
die Beine stützen gegrätscht gegen die
Wand. Mit den Armen möglichst weit

aus dem Wasser drücken (Kräftigung
von Armen, Schultern und Rücken,
Dehnung von Adduktoren und Rücken;
Abb. 118 a, b).

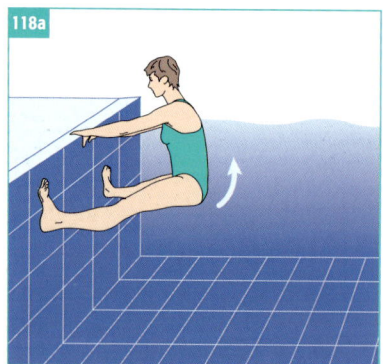

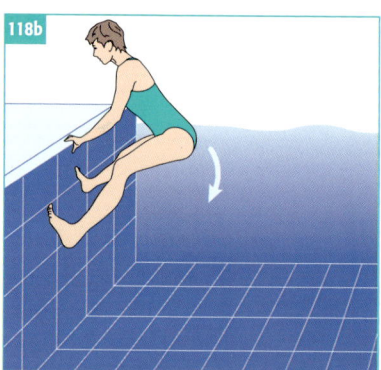

• Mit dem Gesicht zur Wand an der
Überlaufrinne festhalten, die Beine stützen angehockt gegen die Wand. Mit
den Füßen kräftig wegdrücken und den
Körper in die Bauchlage strecken, anschließend wieder aktiv die Knie anhocken (Kräftigung von Bauch und
Rücken; Abb. 119 a, b).

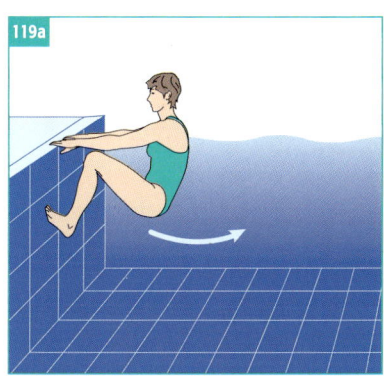

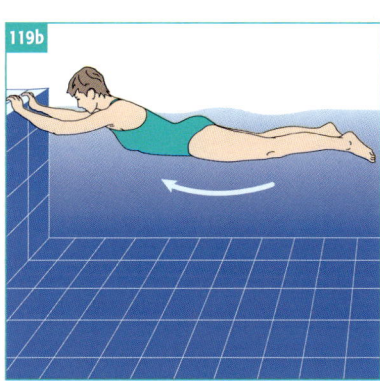

• Gesicht zur Wand, ein Arm hält am Beckenrand, der andere stützt gegen die Wand. In schneller Folge die Arme beugen und strecken, dabei die Körper-spannung aufrechterhalten. Nach einigen Wiederholungen die Arme wechseln (Kräftigung von Schultern, Armen und Rücken; Abb. 120 a, b).

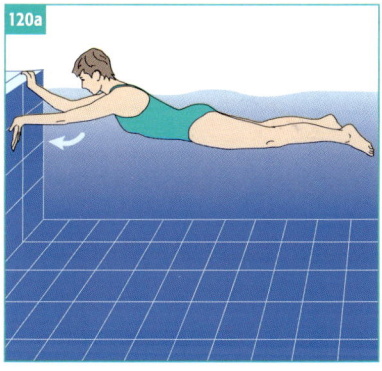

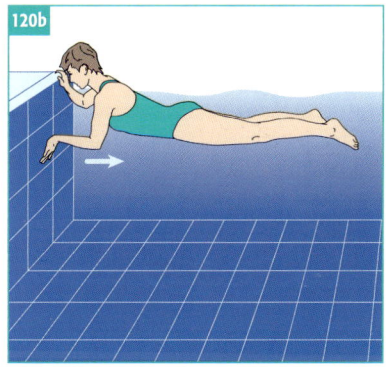

• Haltung wie oben. Die Knie bis zur Brust anziehen und dann wieder kraftvoll strecken (Kräftigung von Armen, Schultern, Bauch und Rückenstabilisatoren, Dehnung des Rückens; Abb. 121 a, b).

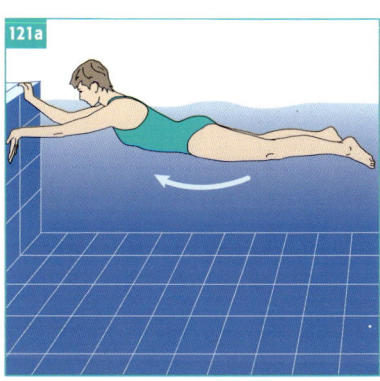

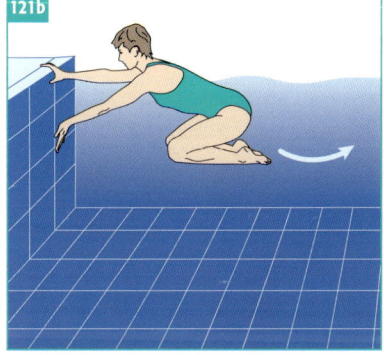

• Rücklings einhängen. Knie anziehen und schnell nach rechts und links strek- ken (Kräftigung von Bauchmuskulatur, Armen und Schultern; Abb. 122 a, b).

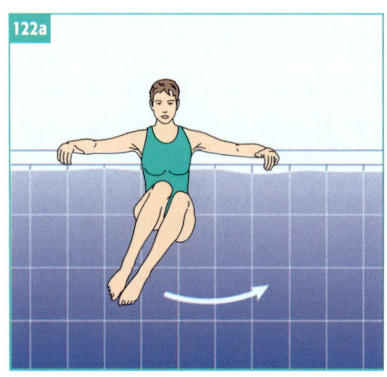

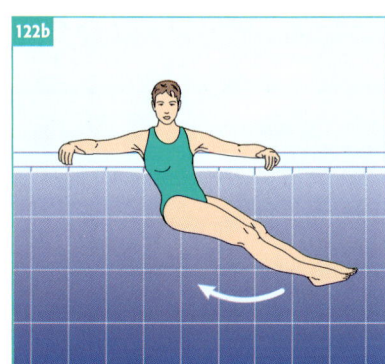

• Hüftdrehsprung mit Anhocken: Gesicht zur Wand, die Arme halten an der Überlaufrinne. Kräftig vom Boden wegspringen und die Knie abwechselnd rechts und links anhocken (Kräftigung von schräger Bauchmuskulatur, Füßen, Waden und Oberschenkelvorderseite; Abb. 123).

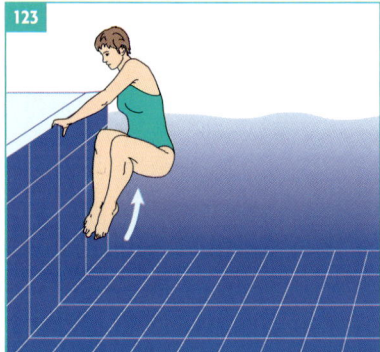

• Rücklings an der Überlaufrinne ein- hängen. Hohe Scherbewegung mit gestreckten Beinen; dabei den Rücken an die Wand pressen und die Füße strecken (Kräftigung von Gesäß und Oberschenkelvorderseite, Dehnung der Oberschenkelrückseite; Abb. 124).

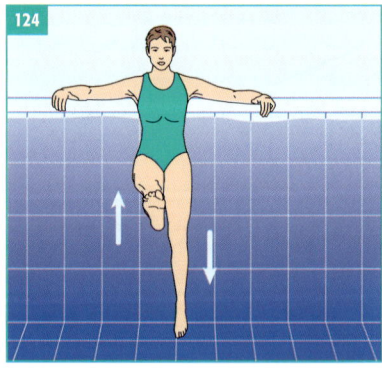

Hohe Beanspruchung

Trainingsdauer 60 Min.
(45 Min. Wassergymnastik,
15 Min. Rückenschwimmen)

Gehen in der Fortbewegung (5 Min.)
• Vorwärts gehen, Achterkreisen der Arme.
• Vorwärts gehen, Arme schaufeln abwechselnd rechts und links in, später gegen die Gehrichtung.
• Rückwärts gehen, Arme wie oben.

• Ein Knie hochziehen, auf den anderen Ballen hochdrücken, Achterkreisen der Arme.
• Vorwärts gehen in langen Schritten (Knie weit nach oben nehmen), Arme

führen Brustschwimmbewegung aus.
- Rückwärts gehen in langen Schritten, Arme schaufeln von hinten nach vorn.
- Vorwärts gehen, Arme schaufeln in der Gehrichtung, nach fünf Schritten Drehung um 180°, mehrmals wiederholen.
- Vorwärts gehen, Arme vor und hinter dem Körper zusammenführen.

Herz-Kreislauf-Training in der Fortbewegung (5 Min.)
- Laufen, Arme schaufeln gleichzeitig erst in, dann gegen die Laufrichtung.
- Laufen, Achterkreisen der Arme.
- Kniehebelauf, Arme schaufeln in, dann gegen die Laufrichtung.
- Sechs Schritte vorwärts und sechs Schritte rückwärts im Wechsel, Arme schaufeln in Laufrichtung.
- Kniehebelauf, Arme führen Brustschwimmbewegungen aus.
- Anfersen mit Achterkreisen der Arme.
- Seitgalopp, Arme bewegen sich zu den Oberschenkeln.
- Wie vorher, mit den Schultern im Wasser, dann kräftig hochspringen (mit Seitenwechsel).

Gehen in der Fortbewegung: Koordinantion (5 Min.)
- Vorwärts gehen, Achterkreisen der Arme.
- Vorwärts gehen mit den Schultern im Wasser, Arme klatschen vor bzw. hinter dem Körper.
- Rechte Hand zum linken Fuß und linke Hand zum rechten Fuß im Wechsel.
- Wie vorher, aber hinter dem Körper.
- Seitlich gehen, das linke Bein kreuzt abwechselnd vor und hinter dem rechten Bein. Lange Schritte, die Hüfte dreht in der Bewegung mit (mit Seitenwechsel).
- Vorwärts gehen, ein Knie hochziehen, auf den anderen Ballen hochdrücken, die Arme schwingen gegengleich mit.
- Hopserlauf: wie vorher, aber vom Boden abdrücken.

- Hopserlauf rückwärts.
- Vorwärts gehen mit Achterkreisen der Arme.

Kräftigung (15 Min.)
- Grätschstand, Arme seitlich gestreckt, Handflächen zeigen offen nach vorn. Die Arme schnell zusammenführen und dann schnell nach hinten ziehen (Kräftigung von Brust und Rücken, Dehnung der Brust; Abb. 125 a, b).

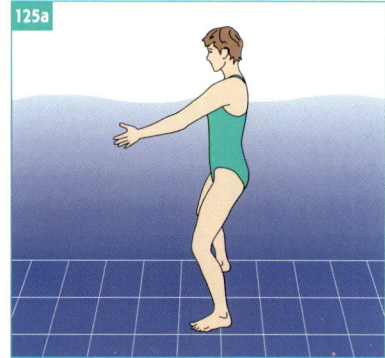

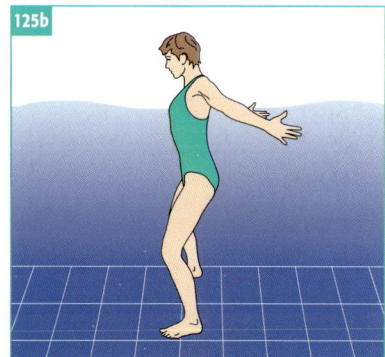

- Schwebend in der Hockstellung, die Arme stabilisieren. Die Beine abwechselnd nach vorn und hinten spreizen und wieder in die Hockstellung gehen; dabei einmal das rechte, einmal das linke Bein nach vorn nehmen (Kräftigung von Gesäß und Oberschenkelvorderseite, Dehnung von Oberschenkelrückseite und Hüfte; Abb. 126 a, b).

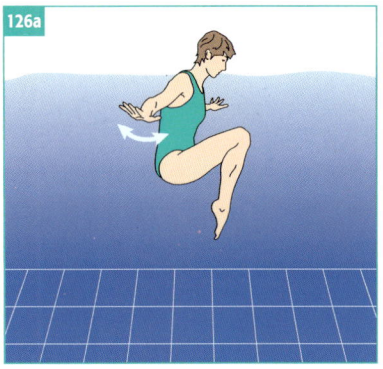 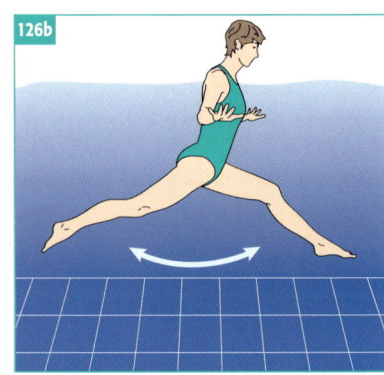

• Ein Bein hüfthoch anziehen und vor dem Körper Achterkreise beschreiben. Die Hüfte dreht mit, die Arme stabili-sieren (Kräftigung von Gesäß, Bauch und Adduktoren, Dehnung von Adduktoren und Gesäß; Abb. 127 a, b).

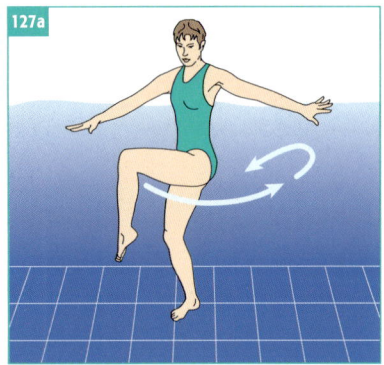 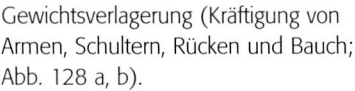

• Grätschstand. Die geöffneten Hände abwechselnd nach rechts und links durch das Wasser schieben, jeweils mit Gewichtsverlagerung (Kräftigung von Armen, Schultern, Rücken und Bauch; Abb. 128 a, b).

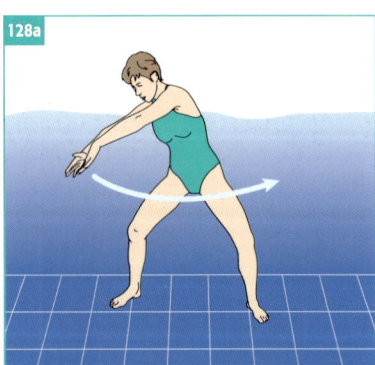 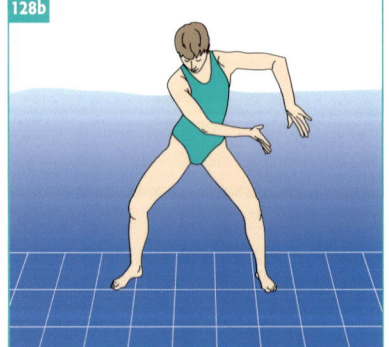

• Einbeinstand. Das gestreckte Bein kraftvoll nach vorn spreizen und anschließend nach hinten ziehen; Fuß dabei strecken. Bein wechseln (Kräftigung von Oberschenkelvorderseite und Hüfte, Dehnung von Hüfte und Oberschenkelrückseite; Abb. 129).

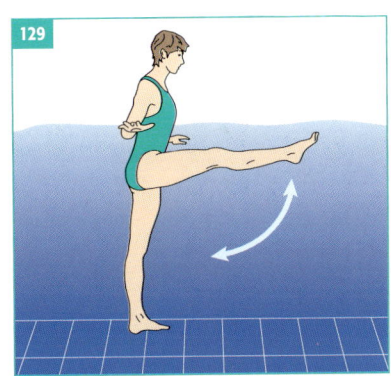

• Grätschstand, Arme zur Seite strecken, die Handflächen zeigen nach unten. In schneller Folge den Oberkörper nach rechts und links beugen (Kräftigung von Armen, Schultern, Rücken und schräger Bauchmuskulatur; Abb. 130).

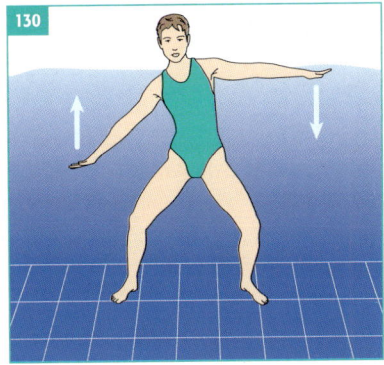

• Ausfallschritt. Durch Gewichtsverlagerung vor- und zurückschaukeln. Beim Vorwärtsschaukeln die Unterarme anziehen, beim Rückwärtsschaukeln die Handflächen nach vorn drehen und kraftvoll die Arme nach hinten ziehen (Kräftigung von Rücken und Armvorderseite, Dehnung der Brust, Koordination, Gleichgewicht; Abb. 131 a, b).

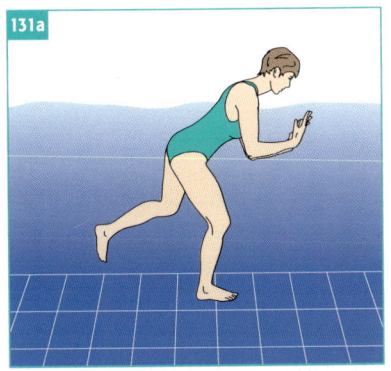

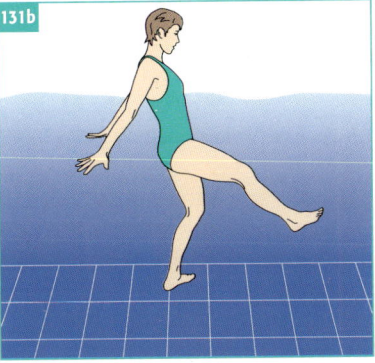

• Grätschstand. Die Hände schließen, die Arme gestreckt und möglichst weit nach rechts und links durch das Wasser ziehen (Kräftigung der Arme, der Schultern und des Bauchs, Dehnung des Rückens; Abb. 132 a, b).

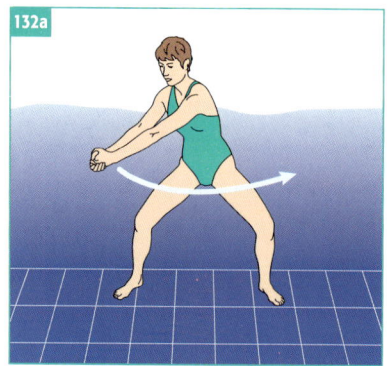

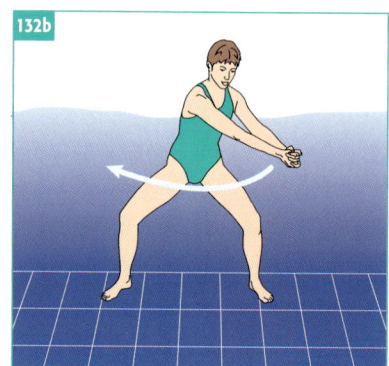

• Ausfallschritt, linken Arm und rechtes Bein nach vorn nehmen. Kraftvoll mit dem linken Bein wegdrücken und das linke Knie hochziehen. Gleichzeitig drückt der linke Arm nach hinten, und der rechte Arm zieht nach vorn.

Die Handflächen zeigen dabei jeweils nach hinten. Nach einigen Wiederholungen das Bein wechseln (Kräftigung von Oberschenkelvorderseite, Hüfte, Armen und Rücken, Dehnung des Gesäßes; Abb. 133 a, b).

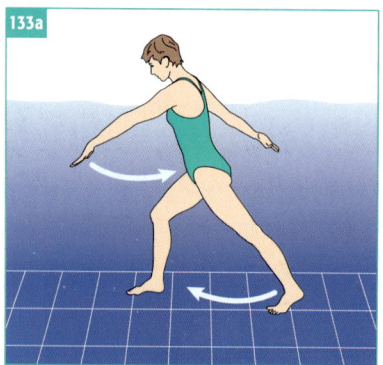

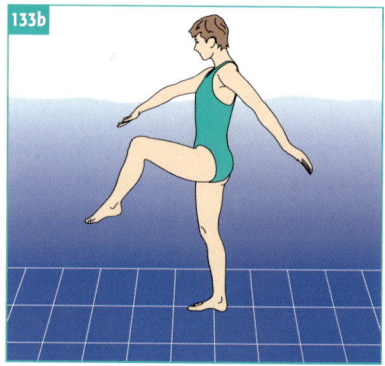

Ausdauertraining am Ort (10 Min.)

• Laufen mit Achterkreisen der Arme.
• Anfersen, Arme kreuzen mit offener Hand.
• Kniehebelauf, Achterkreisen der Arme.
• Laufen mit Achterkreisen der Arme.
• Hampelmann; erst kleine, dann große Bewegung.
• Hampelmann mit den Schultern im Wasser (große Bewegung).
• Hampelmann schwebend, ohne Bodenkontakt.
• Hampelmann; kräftig wegdrücken und aus dem Wasser hochspringen.

• Hampelmann in der Fortbewegung; 5 x vorwärts und 5 x rückwärts im Wechsel.
• Laufen, Arme lockern.
• Wedelsprünge beidbeinig; kleine und schnelle Bewegung, Arme stabilisieren.
• Wedelsprünge beidbeinig mit den Schultern im Wasser; weite Bewegung, Arme stabilisieren.
• Laufen mit Achterkreisen der Arme.
• Große Langlaufbewegung.
• Langlaufbewegung, dabei kräftig vom Boden wegdrücken und aus dem Wasser hochspringen.

- Langlaufbewegung mit den Schultern im Wasser.
- Langlaufbewegung schwebend, ohne Bodenkontakt.
- Laufen, Arme lockern.
- Kniehebelauf, Arme stabilisieren.
- Kickbewegung nach vorn und seitlich; Knie dabei hochziehen, Arme stabilisieren.
- Federn, Arme und Beine lockern.

Cool down/Entspannung (5 Min.)
- Im Gehen Arme und Beine lockern und dabei tief durchatmen.
- Rückwärts an der Überlaufrinne einhängen, leichte Radfahrbewegung mit den Beinen.
- Kopf an der Überlaufrinne abstützen, Arme und Beine lockern.

Schwimmnastik mit dem Schwimmbrett (hohe bis sehr hohe Beanspruchung)

Trainingsdauer: 60 Min.
(45 Min. Wassergymnastik,
15 Min. Rückenschwimmen)

Das Übungsprogramm entspricht dem vorhergehenden mit hoher Beanspruchung, allerdings wird der Kräftigungsteil gegen die folgende Schwimmnastik mit dem Schwimmbrett ausgetauscht, bei der die Unterarme jeweils auf einem Brett aufgestützt werden.

Kräftigung und Koordination (15 Min.)
- Beine senkrecht, Kniehebelauf: Abwechselnd das rechte und linke Knie anziehen, die Füße dabei ebenfalls anziehen. Aktiv wieder nach unten strecken (Kräftigung von Oberschenkel-

vorderseite, Hüfte und Unterschenkelvorderseite, Dehnung von Rücken und Gesäß; Abb. 134).

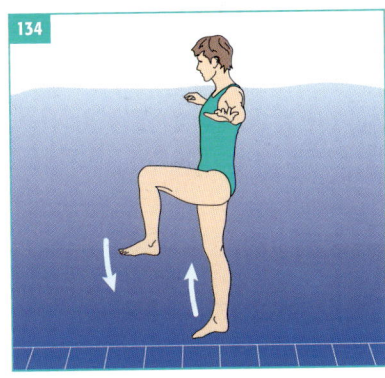

- Beine senkrecht, beide Knie gleichzeitig anhocken und schräg nach vorn strecken (Kräftigung des Bauches, Dehnung des Rückens; Abb. 135 a, b).

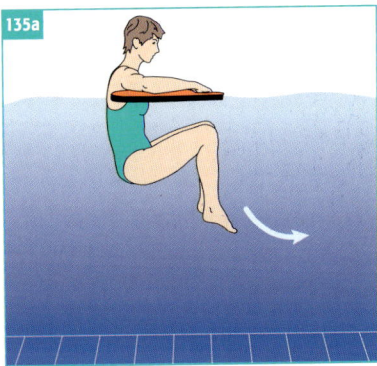

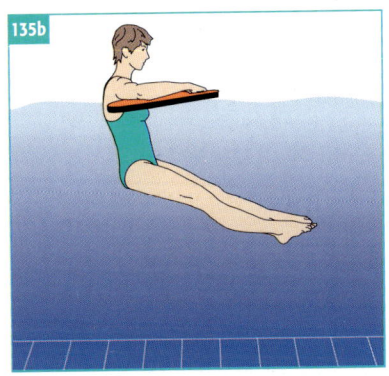

• Kickbewegung der Beine: Nur die Unterschenkel wechselseitig schnell anziehen und wieder strecken; die Füße sind dabei gestreckt (Kräftigung von Oberschenkelvorder- und rückseite; Abb. 136).

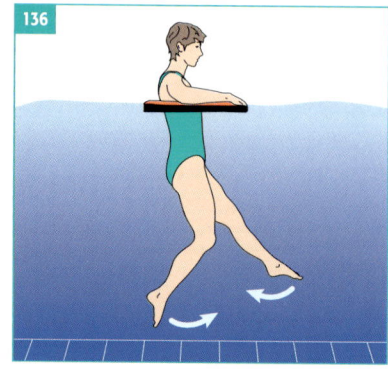

• Die gestreckten Beine in einer großen Bewegung grätschen und wieder schlie-ßen (Kräftigung von Adduktoren und Abduktoren, Dehnung der Adduktoren; Abb. 137).

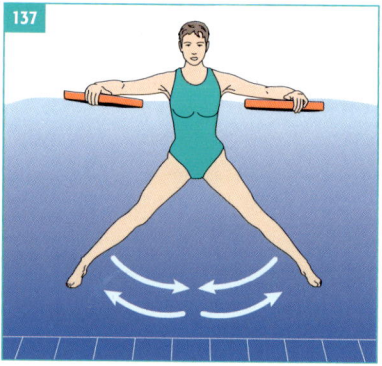

• Die gestreckten Beine kreuzen, so-wohl in kleinen, schnellen als auch in großen, langsameren Bewegungen (Kräftigung von Beinen und Gesäß; Abb. 138 a, b).

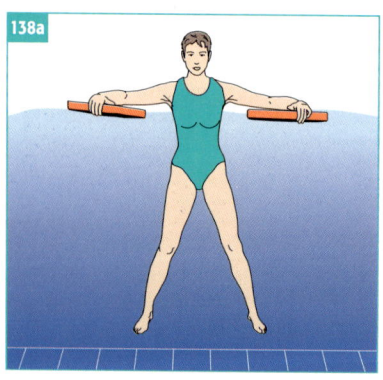

• Die gestreckten Beine vor- und wieder zurückscheren; große Bewegung, die Füße dabei strecken (Kräftigung von Oberschenkelvorderseite und Gesäß, Dehnung von Oberschenkelrückseite und Hüfte; Abb. 139).

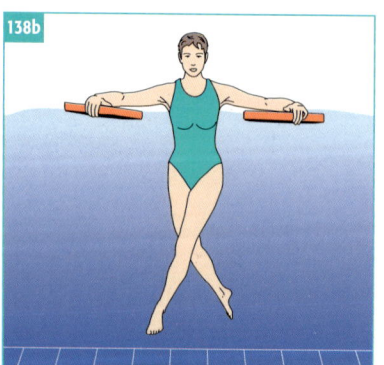

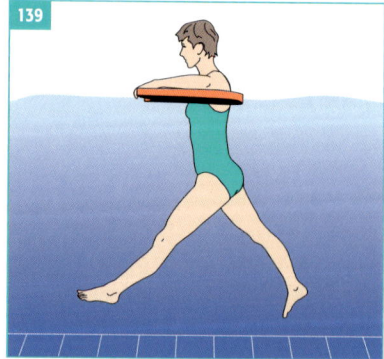

• Wedelsprünge schwebend: Beide Knie anziehen und die Beine wechselseitig zur rechten und zur linken Seite strecken (Kräftigung der schrägen Bauchmuskulatur, Dehnung des Rückens; Abb. 140 a, b).

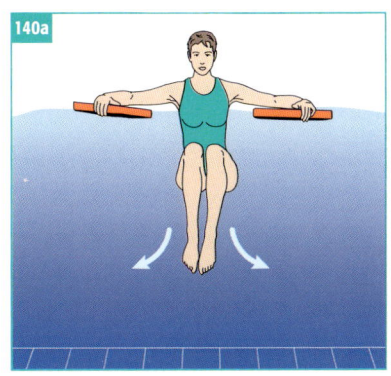

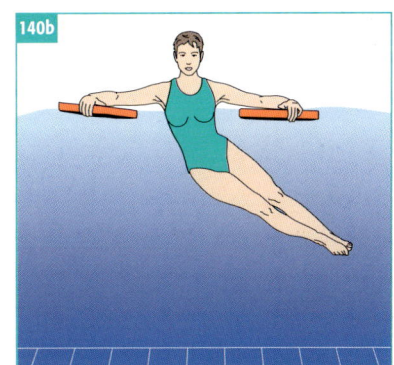

• Laufbewegung auf der Stelle, vorwärts und seitwärts; bei letzterer Oberkörper nach rechts bzw. links neigen (Kräftigung der Beine).

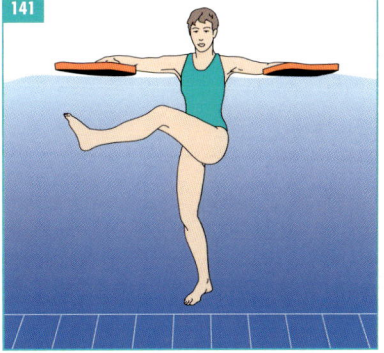

• Die Hände stützen auf den Brettern, dabei sind die Arme schräg seitlich locker gestreckt. Der linke Fuß bewegt sich zum rechten Brett und umgekehrt (Kräftigung von Oberschenkelvorderseite und Hüfte, Dehnung von Oberschenkelrückseite und Gesäß; Abb. 141).

• Die Beine grätschen, dann die Hüfte beugen (die Füße bewegen sich in Richtung der Wasseroberfläche), die Beine schließen und danach langsam wieder zur senkrechten Position nach unten drücken; mehrmals wiederholen (Kräftigung von Abduktoren, Hüfte und Bauch; Abb. 142 a, b, c, d).

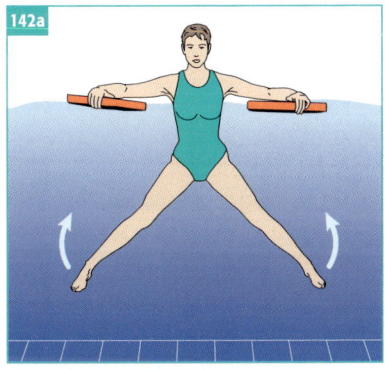

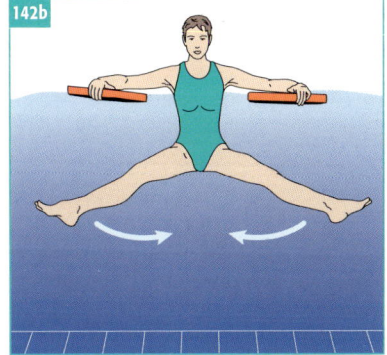

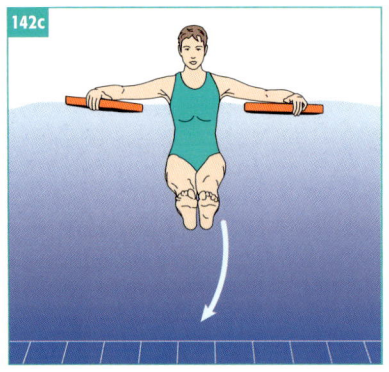

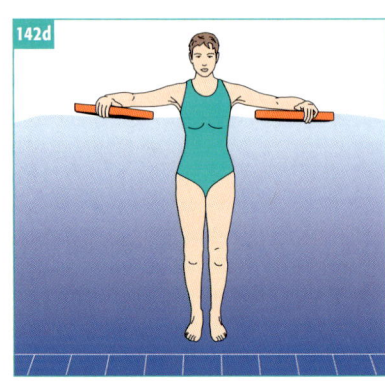

• Rückenlage. Die Beine anhocken und in die Bauchlage drehen, dort die Beine wieder strecken. Dann aus der Bauch- lage wieder zurückdrehen (Kräftigung und Dehnung von Bauch und Rücken; Abb. 143 a, b, c).

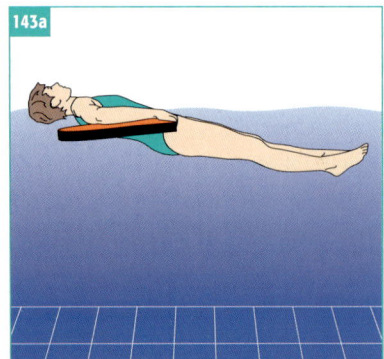

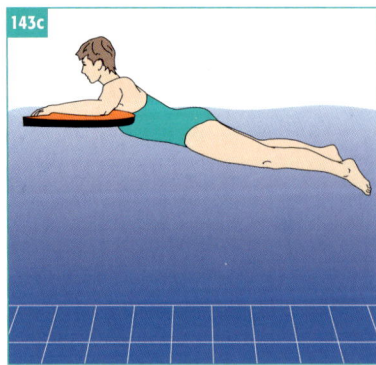

• Rückenlage. Die Beine anhocken, Hüftdrehungen nach rechts und links ausführen, indem die Knie zur Seite gekippt werden (Kräftigung der schrä- gen Bauchmuskulatur, Dehnung des Rückens; Abb. 144).

• Rückenlage. Beinschere: Abwechselnd rechtes und linkes Bein nach unten drücken, dabei die Hüfte zur Wasseroberfläche hochdrücken. Beine und Füße sind gestreckt (Kräftigung des Gesäßes, Dehnung der Hüfte; Abb. 145).

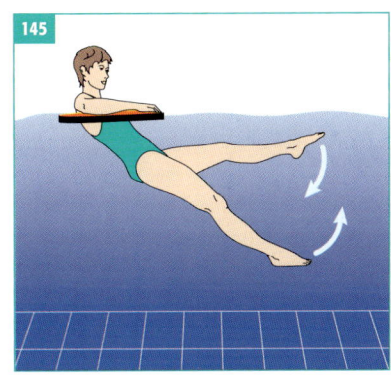

• Radfahren mit akiver Bewegung nach unten und hinten (Kräftigung der Beine).
Variante: Die Hüfte dabei zur Seite kippen und im Kreis radfahren; abwechselnd rechts und links (zusätzliche Kräftigung der schrägen Bauchmuskulatur, Lockerung des Rückens; Abb. 146).

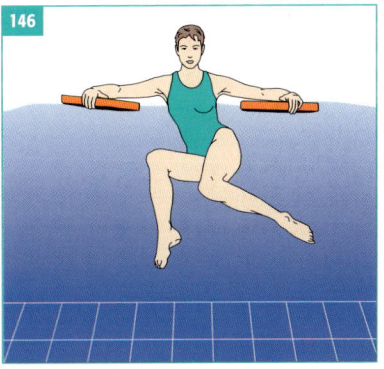

• Beide Füße auf ein Brett stellen. Die Knie anhocken und mit Brustarmzug vorwärtsschwimmen (Abb. 147).
Variante: Unter jeden Fuß ein Brett nehmen (Kräftigung von Armen und Schultern, Verbesserung des Gleichgewichts).

• Pferdchensitz auf dem Brett. Bei offenen Handflächen schnell mit den Armen nach rechts und links gehen, dabei bewegen sich Hüfte und Knie gegengleich (Kräftigung von Schultern und Bauch; Abb. 148).

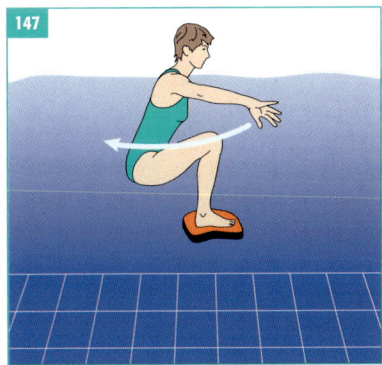

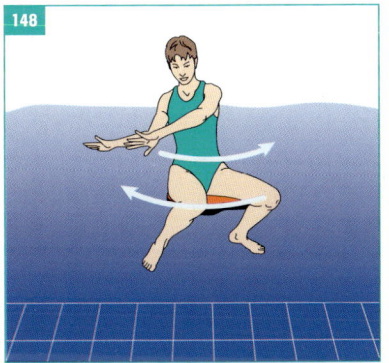

• Rückenlage, beide Unterschenkel ruhen auf einem Brett, die Arme paddeln locker neben dem Körper (Entspannung; Abb. 149).

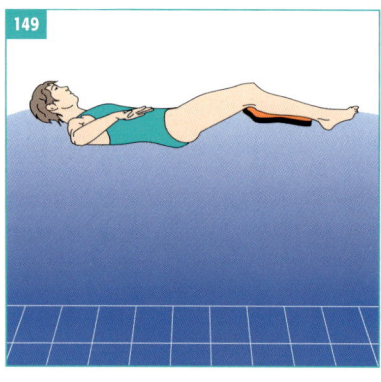

Schwimmnastik in tiefem Wasser (sehr hohe Beanspruchung)

Trainingsdauer: 60 Min.
(30 Min. Wassergymnastik,
15 Min. Rückenschwimmen)

Das Übungsprogramm entspricht wiederum dem mit hoher Beanspruchung, statt des Kräftigungsteils erfolgt die im folgenden beschriebene Schwimmnastik in tiefem Wasser. Zuerst zwischen den Übungen in der Rückenlage schwebend oder am Beckenrand ausruhen. Später bei sehr guter Kondition die Übungen ohne Pause durchführen. Dieses Programm ist nur für Personen mit guter Wassergewöhnung, die sicher schwimmen können, geeignet.

Kräftigung und Koordination (15 Min.)
• Rückenlage, die Arme paddeln neben dem Körper. Die gestreckten Beine grätschen und schließen (Kräftigung von Armen, Rücken, Adduktoren und Abduktoren; Abb. 150 a, b).

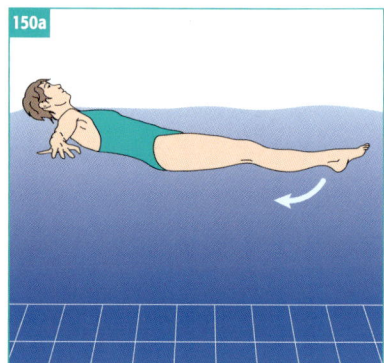

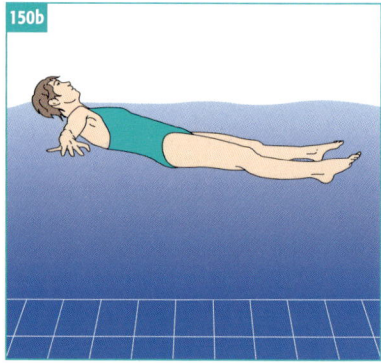

• Hockschwimmen: Die Beine sind angehockt, Brustarmzug mit den Armen (Kräftigung von Armen, Bauch und Brust, Dehnung des Rückens; Abb. 151).

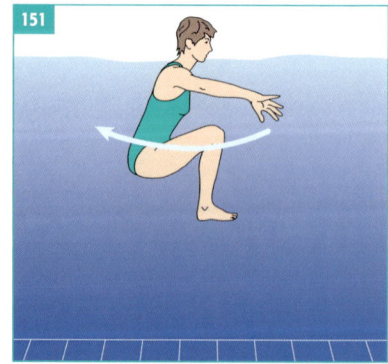

• Wassertreten: Senkrecht im Wasser mit den Beinen treten, die Hände aus dem Wasser strecken (Kräftigung von Beinen und Bauch; Abb. 152).

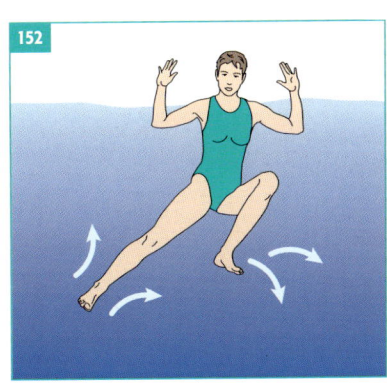

• Senkrechte Stellung im Wasser, die Arme stabilisieren. Beine grätschen und schließen (Kräftigung von Armen, Schultern, Rücken, Abduktoren und Adduktoren; Abb. 153).

• Senkrechte Stellung im Wasser. Auf der Stelle schnell um die eigene Achse drehen, abwechselnd rechts- und linksherum (Kräftigung von Armen und Schultern, Koordination; Abb. 154).

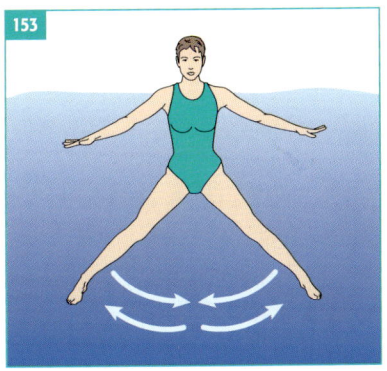

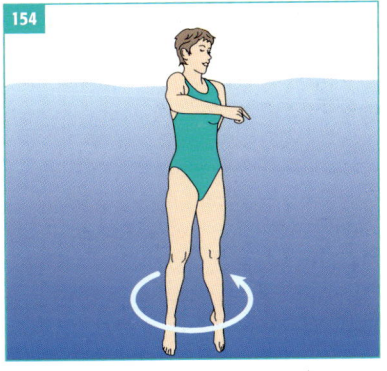

• Rückenlage, Arme paddeln neben dem Körper. Die Beine anhocken, in die Bauchlage drehen und die Beine wieder strecken. Zwischen Bauch- und

Rückenlage wechseln (Kräftigung von Rücken, Bauch und Armen, Dehnung von Rücken und Bauch, Gleichgewicht; Abb. 155 a, b, c).

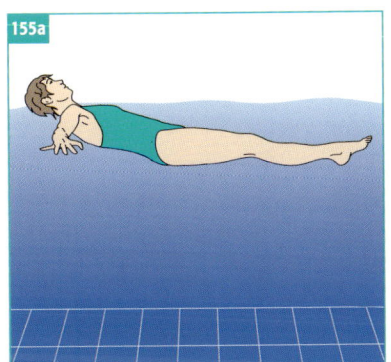

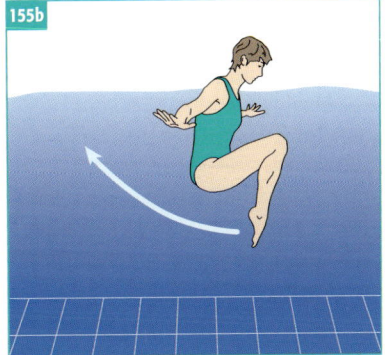

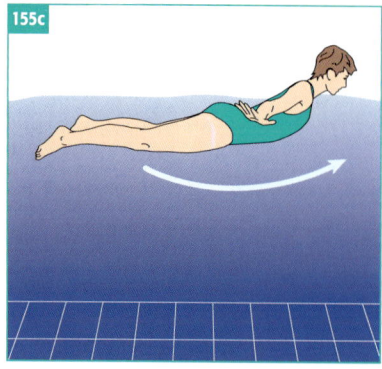

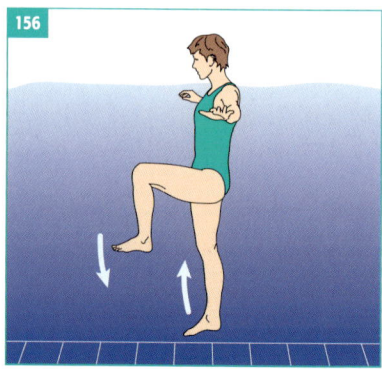

• Cancan tanzen: Senkrechte Stellung im Wasser, die Arme stabilisieren. Abwechselnd das rechte und das linke Knie anziehen (Kräftigung von Oberschenkelvorderseite, Bauch, Hüften, Armen und Schultern, Dehnung des Gesäßes; Abb. 156).

• In der Rückenlage Kraulbeinschlag; die Hände ragen aus dem Wasser (Kräftigung von Beinen, Bauch und Rücken; Abb. 157).

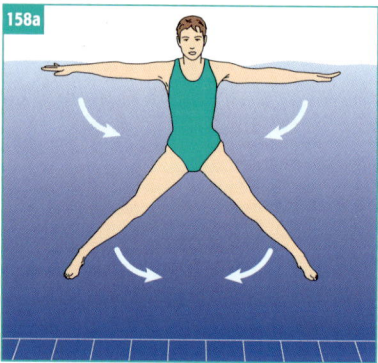

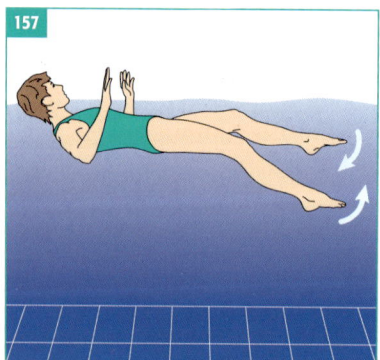

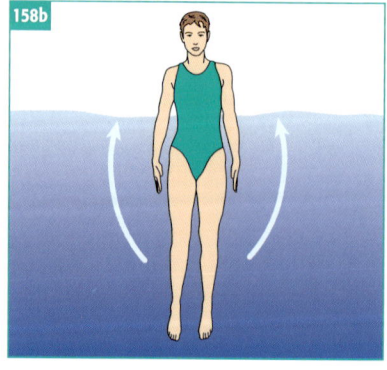

• Senkrechte Stellung im Wasser, die Arme stabilisieren. Langsam die Beine grätschen, dann Arme und Beine schnell schließen und den Körper möglichst weit aus dem Wasser herausdrücken (Kräftigung von Armen, Rücken und Adduktoren, Gleichgewicht; Abb. 158 a, b).

• Möglichst große Langlaufbewegung (Kräftigung von Armen, Rücken, Oberschenkelvorderseite und Gesäß, Dehnung von Hüfte und Oberschenkelrückseite, Koordination; Abb. 159).

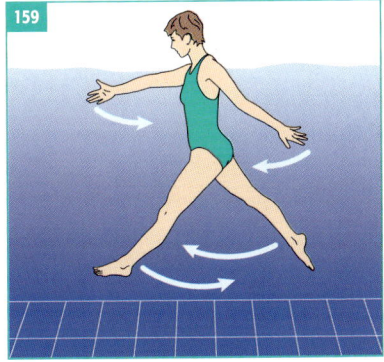

• Aquajogging: Laufbewegung zuerst am Ort, später in der Vorwärtsbewegung (Kräftigung der gesamten Beinmuskulatur, Dehnung des Rückens, Arm- und Beinkoordination; Abb. 160).

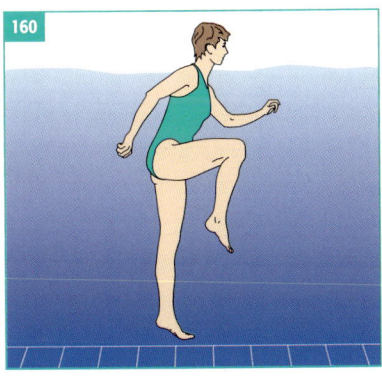

• Rückenlage, Arme stabilisieren. Rechtes und linkes Knie abwechselnd anziehen (Kräftigung von Armen und Bauch, Dehung von Rücken und Gesäß; Abb. 161).

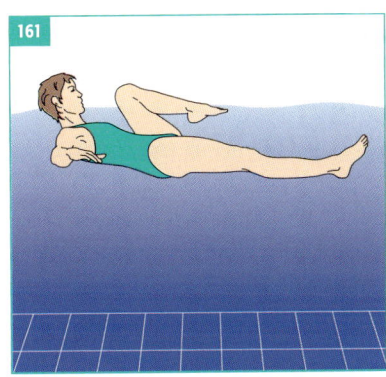

• Rückenlage. Hampelmann-Bewegung liegend, die Handflächen zeigen nach unten (Abb. 162 a).
Variante: Die Handflächen zeigen zu den Oberschenkeln, Vorwärtsbewegung durch Schließen der Arme und Beine (Kräftigung von Armen, Rücken, Abduktoren und Adduktoren; Abb. 162 b).

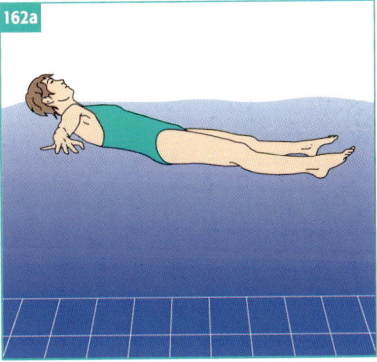

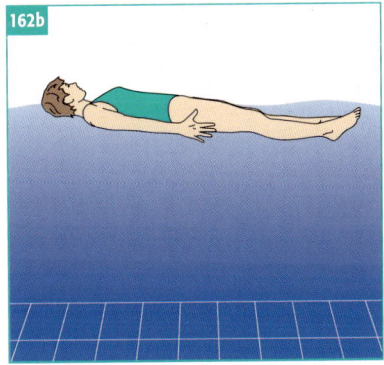

• Froschbewegung: Knie seitlich anziehen, dabei drücken die Arme nach unten (Kräftigung von Bauch, Armen, Schultern, Brust, Hüften, Oberschenkelvorderseite, Dehnung von Rücken und Gesäß; Abb. 163).

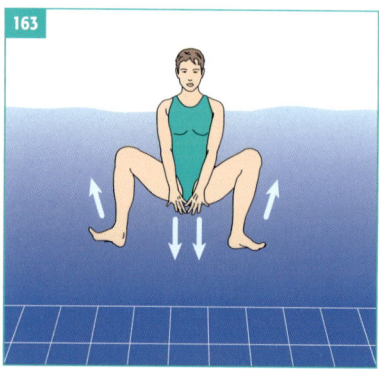

Circuittraining

Eine sehr beliebte Trainingsform ist das Circuittraining oder Kreistraining. Es wird an in einem Kreis liegenden Stationen durchgeführt. Diese Stationen sollten so angeordnet sein, daß die verschiedenen Muskelgruppen im Wechsel angesprochen werden.

Das Training ist ein ständiger Wechsel zwischen Belastung und Erholung. Belastungszeit und Pausenlänge sind vom Leistungsstand des Trainierenden abhängig. Das übliche Verhältnis ist 20 Sek. Training und 20 Sek. Pause. Trainierte können eine Belastungs- und Pausendauer von jeweils 30 Sek. wählen, sehr gut trainierte Sportler sogar 30–40 Sek. Belastung und 20 Sek. Pause. Um die Trainings- und Pausenzeiten genau einhalten zu können, ist eine Uhr mit einem »Timer«, die bei jedem gewünschten Zeitabschnitt ein Signal gibt, ein gutes Hilfsmittel. Eine andere Möglichkeit wäre, eine entsprechende Musikkassette aufzunehmen, wobei in der Trainingszeit flotte, animierende Musik und in den Pausen entweder keine oder langsame Musik gespielt wird.

Jede Übung wird so schnell wie möglich bzw. so oft wie möglich wiederholt, aber immer nur so schnell, daß die korrekte Ausführung nicht darunter leidet. Die Geübteren können bis zu drei Durchgänge absolvieren. Nach jedem Durchgang sollte der Belastungspuls und nach einer dreiminütigen Pause der Erholungspuls kontrolliert werden. In dieser dreiminütigen Pause sollten Sie sich weiterhin leicht bewegen (gehen) und dabei die Arme und Beine lockern. Falsch wäre es, sich sofort nach der Belastung auf die Beckenkante zu setzen, da der Kreislauf zusammenbrechen könnte.

Entscheidend ist, wie schnell der Puls sich innerhalb dieser drei Minuten reduziert. Je schneller der Puls sinkt, um so besser trainiert sind Sie. Um eine eventuelle Leistungssteigerung festzuhalten, können Sie diese Werte schriftlich festhalten und das gleiche Training in regelmäßigen Abständen wiederholen.

Die Pulswerte beim Circuittraining können durchaus höher sein als bei den anderen bisher vorgestellten Trainingsformen. Sie können 80–95 % des Maximalpulses betragen – vorausgesetzt, Sie sind gesund. Ihre Pulswerte für das Circuittraining können Sie aus der nachfolgenden Tabelle entnehmen.

Lebensalter	80–95 % des Maximalpulses im Wasser	Maximalpuls: 220 minus Lebensalter (minus 10 Schläge)
20	150–180	190
25	146–175	185
30	142–171	180
35	138–166	175
40	134–161	170
45	130–156	165
50	126–152	160
55	122–147	155
60	118–142	150
65	114–137	145
70	110–133	140

Circuittraining mit dem Schwimmbrett (mittlere Beanspruchung)

Trainingsdauer: 40 Min. (2 Durchgänge)

Zu Gehen in der Fortbewegung, Herz-Kreislauf-Training sowie Ausdauertraining erfolgt ein wahlfreies Programm aus den verschiedenen Problemgruppen. Der Kräftigungsteil wird durch das nebenstehend beschriebene Circuittraining ersetzt.

Belastungsdauer: 20 Sek.
Pausen: 20 Sek.

Circuittraining mit dem Schwimmbrett (hohe Beanspruchung)

Trainingsdauer: 45 Min. (3 Durchgänge)

Wiederum wird ein beliebiges Programm für sportlich Aktive, aber mit hoher Beanspruchung zusammengestellt und der Kräftigungsteil durch das Circuittraining ersetzt.

Belastungsdauer: 20 Sek.
Pausen: 20 Sek.

Circuittraining mit dem Schwimmbrett (sehr hohe Beanspruchung)

Trainingsdauer: 45 Min. (3 Durchgänge)

Entspricht dem Circuittraining mit hoher Beanspruchung; die Pausen werden abwechselnd mit Kniehebelauf und Anfersen gestaltet.

Belastungsdauer: 20 Sek.
Pausen: 20 Sek.

Station 1
Das Schwimmbrett mit beiden Händen in der Mitte halten. Das bis zur Mitte eingetauchte Brett möglichst schnell anziehen und wegdrücken (Kräftigung von Armen, Brust und Rücken; Abb. 164).

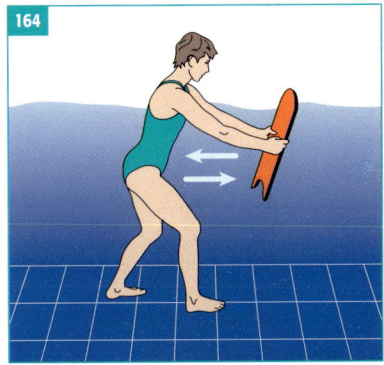

164

Station 2
Beide Füße stehen in der Mitte des Brettes. Die Knie sind angehockt, das Brett schwebt ca. 50 cm über dem Boden. Mit den Beinen das Brett abwechselnd

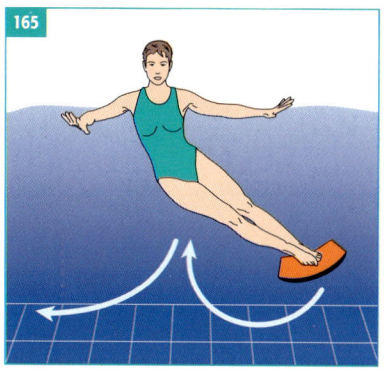

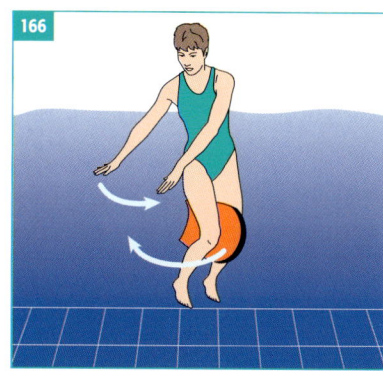

nach rechts und links Richtung Boden drücken, die Arme stabilisieren (Kräftigung von Bauch und Armen, Gleichgewicht, Konzentration; Abb. 165).

Station 3

Das Brett zwischen die Knie klemmen (längs ist das einfacher als quer) und twisten; die Arme arbeiten gegengleich (Kräftigung von Fuß- und Beinmuskulatur, Bauch und Armen; Abb. 166).

Station 4

Pferdchensitz auf dem Brett. Mit Brustarmzug vorwärts- oder rückwärtsschwimmen (Kräftigung von Armen, Schultern und Brustmuskulatur, Gleichgewicht; Abb. 167 a, b).

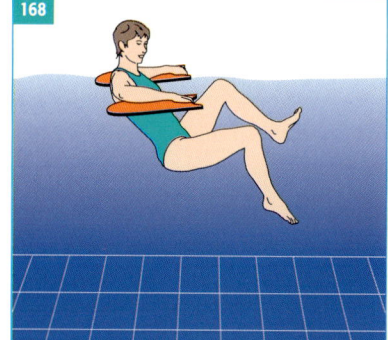

Station 5

Unterarmstütz, jeweils ein Brett unter dem rechten und linken Unterarm. Mit den Beinen radfahren.
Variation: Hüfte strecken, gestreckte Beine öffnen und schließen (Kräftigung der gesamten Beinmuskulatur; Abb. 168).

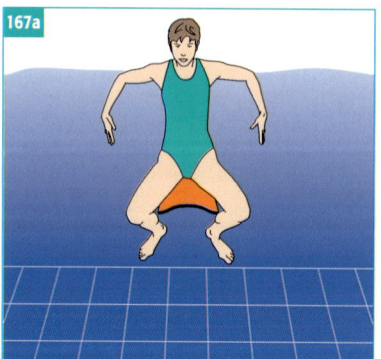

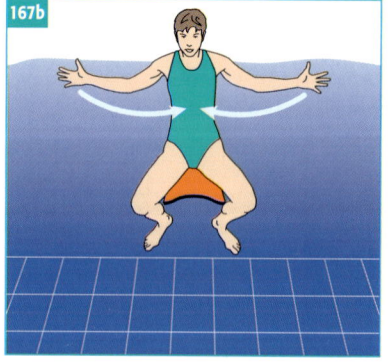

Station 6

Beide Hände liegen mittig auf jeweils einem Brett. Mit locker gestreckten Armen die Bretter nach außen schieben und wieder zusammendrücken (Kräftigung von Armen, Schultern, Brust und Rücken; Abb. 169).

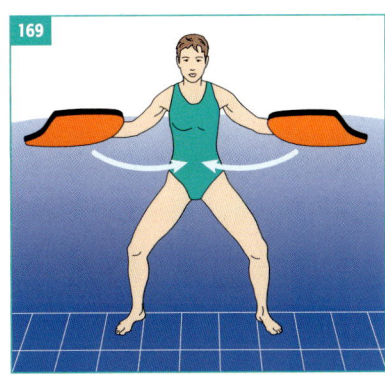

Station 7

Unter jedem Fuß befindet sich ein Brett. Langlaufbewegung, die Arme stabilisieren gegengleich (Kräftigung der gesamten Beinmuskulatur, Gleichgewicht, Koordination; Abb. 170).

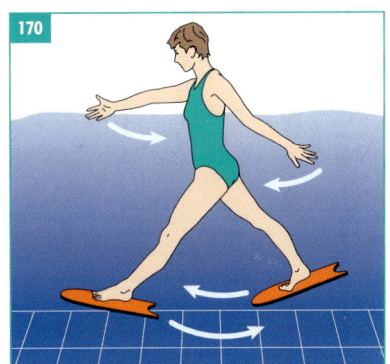

Station 8

Grätschstand, rechte und linke Hand mittig auf jeweils einem Brett. Die Arme drücken die Bretter unter die Wasseroberfläche, dabei bleibt der Oberkörper ruhig. Die Bretter abwechselnd vor und neben dem Körper nach unten drücken (Kräftigung von Unterarmen, Händen, Schultern, Brust und Rücken; Abb. 171 a, b, c, d).

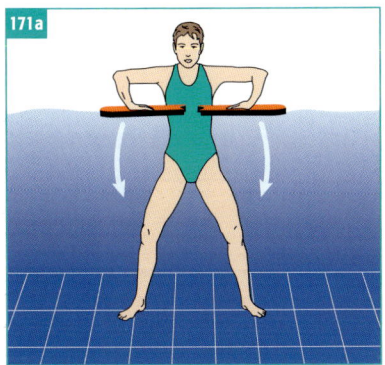

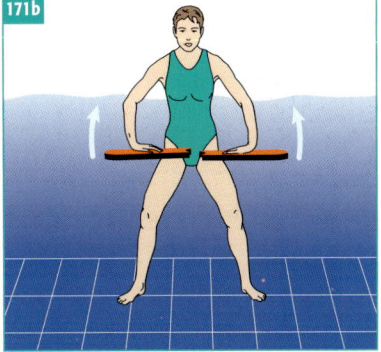

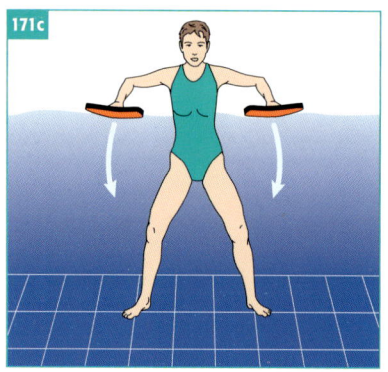

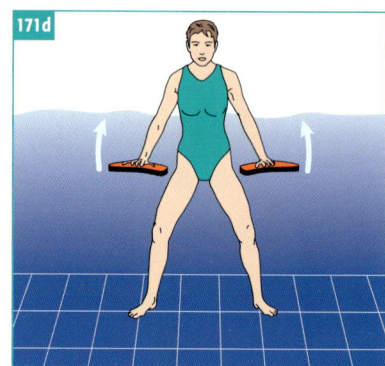

Station 9

Unter jedem Fuß befindet sich ein Brett. Schwebende Radfahrbewegung (Kräftigung der Bein-, Fuß- und Schienbeinmuskulatur, Dehnung von Wade und Rücken, Koordination, Gleichgewicht; Abb. 172).

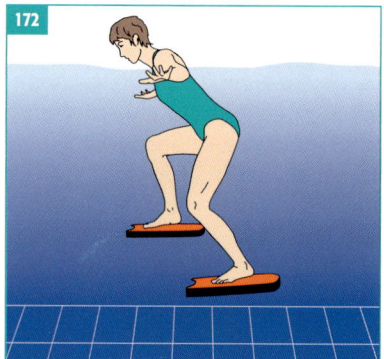

Station 10

Hocksprünge über das mit beiden Händen festgehaltene Brett (beansprucht den ganzen Körper; Abb. 173).

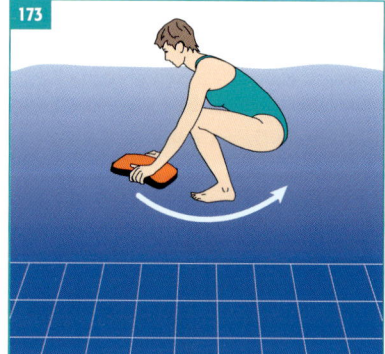

Gesundheitsschwimmen

Schwimmen gilt als eine der gesündesten Sportarten. Welche Technik man bevorzugen sollte, hängt von verschiedenen Faktoren wie Technik, Kondition und Wassergewöhnung ab.

Für Personen, die eine gute Kondition und Wasserlage haben und vor allem die Technik beherrschen, ist gegen die Kraultechnik nichts einzuwenden. Der Körper liegt gestreckt und entlastet im Wasser, und alle großen Muskelgruppen werden beansprucht.

Für Personen mit wenig Wassergewöhnung (die etwa Angst haben, das Gesicht ins Wasser zu tauchen) verbleiben die Techniken Brustschwimmen und Rückenschwimmen. Hierbei ist das Rückenschwimmen physiologisch gesehen vorzuziehen. Wenn der Schwimmer die »Wettkampftechnik« des Brustschwimmens beherrscht (beim Ausatmen Streckung des Körpers und dabei Entlastung der Wirbelsäule), ist dagegen weniger einzuwenden. Nachteile wären lediglich die erhöhte Belastung der Kniegelenke bei der Schwunggrätsche (Überlastung des Innenbandes und der äußeren Menisken) und eine Verkürzung der Brustmuskulatur (die durch Dehnübungen ausgeglichen werden könnte).

Die wenigsten Freizeitschwimmer beherrschen allerdings diese Technik; sie nehmen eine unphysiologische Haltung ein, die auf Dauer Beschwerden an der Wirbelsäule hervorrufen oder verstärken kann. Meistens wird der Kopf aus dem Wasser gestreckt, um entweder die Frisur zu schützen oder das Wasser nicht in die Augen zu bekommen. Dadurch erfolgt eine erhebliche Überstreckung der Halswirbelsäule und eine Hohlkreuzhaltung in der Lendenwirbelsäule (Hyperlordosierung). Das wiederum führt zu erheblicher Spannung in der oberflächlichen und tiefen Rückenmuskulatur.

Da diese Muskulatur ohnehin zur Verkürzung neigt, werden Verspannungen im Schulter-, Nacken- und Lendenwirbelbereich noch verstärkt. Die Biegespannung führt zusätzlich zu einer nichtaxialen Belastung der Bandscheiben – vergleichbar mit einem Menschen, der ein Hohlkreuz macht und die Decke betrachtet, und das womöglich 30 Min. oder länger.

Vorteilhafter für die Wirbelsäule ist da eher das »unsymetrische« Brustschwimmen, nämlich das Schwimmen in der Seitlage. Hierbei liegt die Wirbelsäule gerade im Wasser. Das Schwimmen in der Seitlage führt zu einer Scherbewegung der Beine mit dem Vorteil, daß wie beim Kraulschwimmen die Bewegung im Knie- und Hüftgelenk scharnierförmig erfolgt. Wenn die Person auch unter Schmerzen in anderen Gelenken leidet, z. B. im Schultergelenk, kann sie sich zu der schmerzfreien Seite drehen und die schmerzempfindlichen Gelenke schonen.

Eine Gefahr besonders bei unsicheren Schwimmern ist das Umkippen in die Rückenlage. Der zweite große Nachteil ist, daß die Muskulatur und der Bewegungsapparat einseitig trainiert werden und das Entstehen von muskulären Dysbalancen begünstigt wird.

Vorteile des Brustschwimmens sind:
• Es ist für die meisten die erste gelernte (oft auch die einzige) Schwimmlage, die am besten beherrscht wird und bei der sich die Schwimmer am sichersten fühlen.

• Der Schwimmer sieht, wohin er schwimmt, und kann eventuellen Gefahren ausweichen.
• Die Brustwirbelsäule bleibt meistens gestreckt.
• Die Herz-Kreislauf-Belastung und die Kräftigung der Muskulatur wirken sich positiv aus.

Noch mehr Vorteile bietet das Rückenschwimmen. Es ermöglicht der Wirbelsäule die bestmögliche Entlastung, da der Körper sich komplett im Wasser befindet und der Schwimmer entspannt auf dem Wasser liegen kann. Auch eine Entspannung der Streckmuskulatur im Lendenwirbelbereich ist in dieser Haltung eher zu erreichen.
Ein weiterer Vorteil liegt in der Atmung. Da das Gesicht sich ständig über der Wasseroberfläche befindet, ist eine freie, unbeschwerte Atmung möglich.
Durch die gerade Haltung der Wirbelsäule werden die Bandscheiben axial belastet. Bei der richtigen Technik wird das Kinn leicht zur Brust genommen und der Hinterkopf herausgestreckt, was zu einer Streckung der Halswirbelsäule und zur Entspannung im Schulter- und Nackenbereich durch Dehnung führt. Der wechselseitige Beinschlag belastet nicht die Kniegelenke, sondern kräftigt die Muskulatur im Oberschenkel-, Gesäß- und Bauchbereich.
Die optimale Armtechnik wäre der Wechselarmzug. Die Arm-, Schulter- und Rückenmuskulatur (die beim Brustschwimmen eher zur Verkürzung neigt) wird hier gedehnt. Voraussetzung ist eine saubere Technik, eine gute Beweglichkeit in den Schultergelenken und keine akuten Probleme an der Lendenwirbelsäule, da sonst die Belastungsintensität zu groß ist.
Für Personen, die das Rückenschwimmen mit Wechselarmzug nicht beherrschen oder Probleme im Schulter-

bereich haben (Arthrose, Probleme der Rotatorenmanschette), empfiehlt sich das Gesundheitsschwimmen. Es ist eine abgewandelte Form des Rückenschwimmens mit verschiedenen Varianten.
Je nach den persönlichen Voraussetzungen kann jeder seine eigene Fertigkeit im Gesundheitsschwimmen, einer Gleichzugarmtechnik mit Kraulbeinschlag, finden.
Personen mit gravierenden Problemem an der Lendenwirbelsäule (z. B. nach Bandscheibenvorfällen) sollten die Armbewegungen jedoch nur bis in Schulterhöhe ausführen, da sonst die Überstreckung im Lendenwirbelbereich zu groß wird. Auf das Rückenkraulschwimmen mit Wechselarmzug sollte ebenfalls verzichtet werden, da eine Rotationsbewegung um die Körperlängsachse provoziert wird, die auch den unteren Rücken stärker belastet.
Insgesamt ist das Rückenschwimmen in jedem Fall ökonomischer als das Brustschwimmen.

Einiges sollte man jedoch beachten, bevor man mit dem Rückenschwimmen anfängt:
• Öffentliche Bäder in wenig frequentierten Zeiten aufsuchen bzw. ein Bad wählen, in dem Leinen gezogen, also Bahnen für Schwimmer reserviert sind. Das »blinde« Rückenschwimmen führt sonst leicht zu Zusammenstößen, was die Motivation senkt und ein entspanntes Schwimmen verunmöglicht.
• Eine entspannte, gestreckte Körperlage kann nur eingenommen werden, wenn sich auch der Hinterkopf im Wasser befindet. Dann benötigt der Schwimmer nur wenig Beinbewegung, um zu verhindern, daß die Beine absinken. Dagegen muß die Rumpfmuskulatur aktiv eingesetzt werden, um dem Absinken der Hüfte in eine Sitzhaltung vorzubeugen.

In zehn Schritten zum Gesundheits-schwimmen

Schritt 1: Auftrieb erfahren, Aufstehen aus der Rückenlage

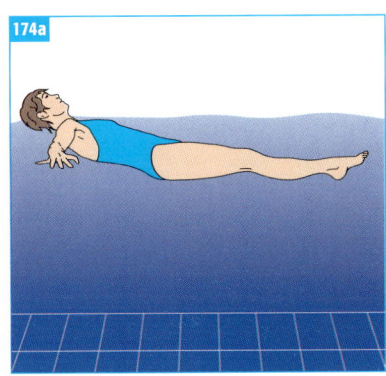

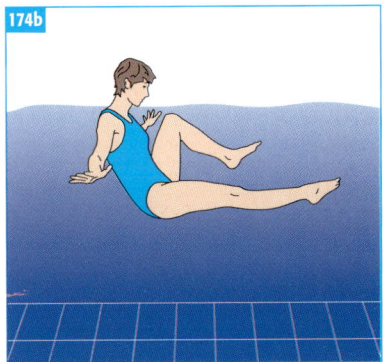

Bevor Sie mit dem Rückenschwimmen beginnen, ist es unerläßlich, daß Sie das Aufstehen aus der Rückenlage im Wasser beherrschen.
Beginnen Sie mit der folgenden Übung am Beckenrand, wenn Sie unsicher sind: Legen Sie sich im Wasser auf den Rücken und unterstützen Sie mit einer Hand am Beckenrand. Wenn Sie sich sicher fühlen, paddeln Sie mit den Händen leicht neben dem Körper. Ziehen Sie nun ein Knie leicht zur Brust und beugen Sie den Kopf nach vorn, so daß sich das Kinn in Richtung des angezogenen Knies bewegt. Mit den Armen machen Sie kreisende Bewegungen rückwärts; das gibt Ihnen den richtigen Drehimpuls vorwärts.
Das gestreckte Bein wird in dieser Drehbewegung langsam nach unten zum Boden gedrückt. Erst nach dem Aufsetzen des gestreckten Beins auf dem Boden wird das andere gebeugte Knie gestreckt und zum Standbein geführt (Abb. 174 a, b).
Wichtig ist, daß Sie gleich am Anfang der Bewegung den Kopf nach vorn kippen (Kinn Richtung Brust). Falsch wäre es, den Kopf in den Nacken zu nehmen. Üben Sie diese Bewegung, bis Sie sie sicher beherrschen: Drehen Sie sich ein paarmal aus der Rückenlage in den Stand.

Schritt 2: Erlernen des Rückenkraulbeinschlags

Die Rückenkraulbeinbewegung ist ein wechselseitiges Auf- und Abwärtsschlagen der Beine. Wenn ein Bein nach unten schlägt, schlägt das andere Bein nach oben. Die Beinbewegung erfolgt eher aus der Hüfte, mit relativ gestreckten Beinen. In der Abwärtsphase ist das Bein fast gestreckt. Das Kniegelenk wird nur durch den Wasserdruck beim Aufwärtsschlagen passiv leicht gebeugt und aktiv mit einer peitschenden Bewegung des Unterschenkels zur Wasseroberfläche gestreckt.
Die Füße sind locker gestreckt und leicht nach innen gedreht. Die Füße bewegen sich locker in der Beinschlagbewegung mit, ähnlich wie eine Flosse, d. h., die

Fußgelenke werden nicht krampfhaft gestreckt. Die Beine bleiben während der gesamten Bewegung unter der Wasseroberfläche.

Radfahrbewegung der Beine oder gebeugte Fußgelenke sind häufige Fehler. In diesen Fällen erzielen Sie keinen Vortrieb und verharren »strampelnd« auf derselben Stelle oder bewegen sich sogar mit den Füßen voraus in die entgegengesetzte Richtung.

Üben Sie diese Bewegung zunächst an Land. Im Unterarmstütz sitzend, bewegen Sie die gestreckten Beine im Schwebesitz auf und ab und versuchen dabei, die Füße locker zu lassen (Abb. 175). Dann können Sie die Beinschlagbewegung im Sitzen am Beckenrand üben. Achten Sie darauf, daß Ihre Knie gestreckt bleiben und Ihre Füße locker sind (Abb. 176).

Setzen Sie sich danach im Unterarmstütz auf die Treppe, und üben Sie die Beinbewegung. Versuchen Sie dabei, die Hüfte zu strecken.

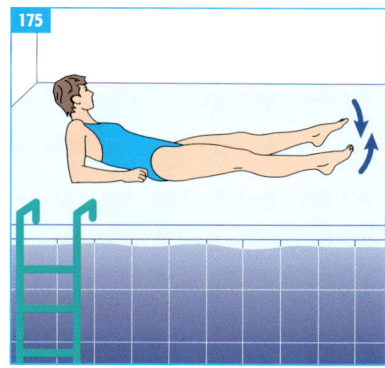

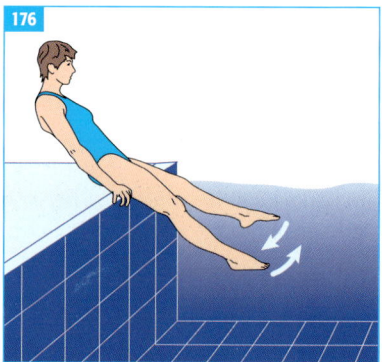

Schritt 3: Erlernen des Rückenkraulbeinschlags mit Schwimmbrett

Das Üben mit dem Brett erleichtert es Ihnen, an der Wasseroberfläche zu bleiben, und Sie können sich auf die Beinbewegung konzentrieren, ohne daß die Hüfte nach unten sinkt. Der Schwerpunkt des Körpers liegt im Bereich von Hüfte und Gesäß. Um die am Anfang häufig auftretende Sitzhaltung zu vermeiden, wird das Brett mit beiden Händen an der Wasseroberfläche gehalten und die Hüfte gegen das Brett nach oben gedrückt.

Bevor Sie aber mit dieser Übung beginnen, sollten Sie jedoch zuerst das Aufstehen aus der Rückenlage mit dem Brett üben.

Üben Sie zunächst am Beckenrand. Um in die Rückenlage zu kommen, halten Sie sich mit einer Hand am Rand, die andere Hand ist auf dem Brett an der Wasseroberfläche. Drücken Sie Ihre Hüfte nach oben gegen das Brett (Abb. 177).

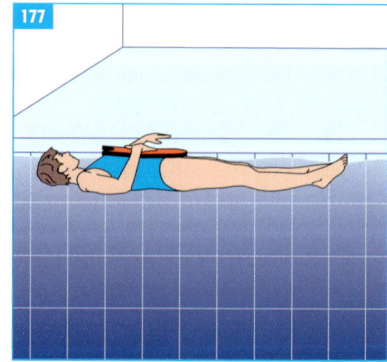

Nun beginnen Sie mit dem Aufstehen: Schieben Sie das Brett zur Seite, und lassen Sie es los. Sie ziehen ein Knie zur Brust und beugen den Kopf nach vorn (Kinn Richtung Knie). Unterstützen Sie den Drehimpuls mit kreisenden Bewegungen des freien Armes rückwärts, bis Sie zum Stehen kommen (Abb. 178).

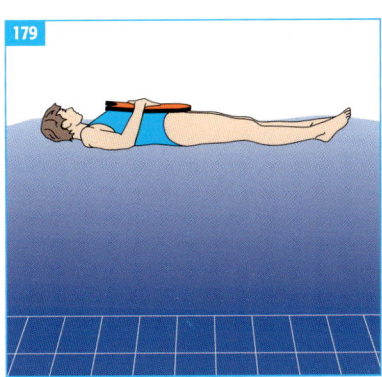

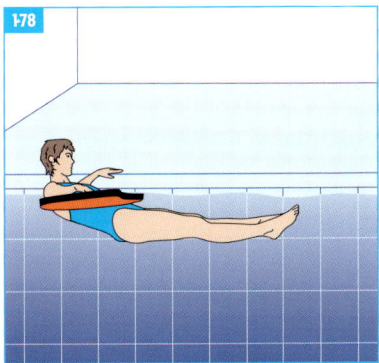

Wenn Sie sich am Beckenrand sicher fühlen, üben Sie das Aufstehen mit dem Brett weiter im Zentrum des Schwimmbeckens. Beide Hände halten das Brett in der Mitte. Legen Sie sich langsam in die Rückenlage auf das Wasser, und drücken Sie die Hüfte nach oben gegen das Brett (Abb. 179). Lassen Sie nun eine Hand los und stabilisieren Sie den Körper durch eine Paddelbewegung des freien Armes neben dem Körper. Schieben Sie das Brett zur Seite, lassen Sie es los, und stehen Sie auf die gewohnte Weise auf (Abb. 180).

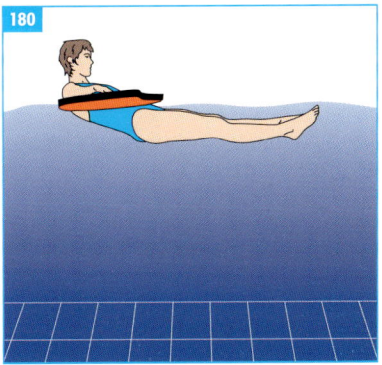

Wenn Sie das Aufstehen mit dem Brett beherrschen, können Sie die Beinschlagbewegung mit dem Brett üben. Beginnen Sie am Beckenrand mit dem Gesicht zur Wand, ein Bein stützt gegen die Wand. Tauchen Sie schultertief ins Wasser, und drücken Sie sich vom Beckenrand weg. Wichtig: Gleich nach dem Wegdrücken die Hüfte nach oben zur Wasseroberfläche strecken

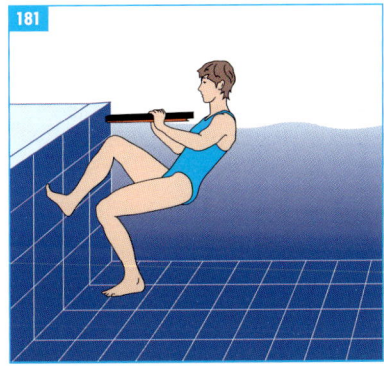

(Abb. 181). Üben Sie das Gleiten, und stehen Sie anschließend auf die beschriebene Weise wieder auf. Nun können Sie nach dem Angleiten die Beinschlagbewegung üben, wie sie in Schritt 2 erlernt wurde (Abb. 182).

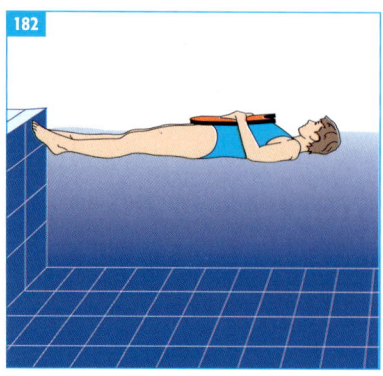

schlagbewegung, und der freie Arm führt die Paddelbewegung neben dem Körper aus.

Üben Sie die Paddelbewegung dann in der Rückenlage im Wasser liegend mit beiden Armen.

Schritt 5: Erlernen der Gesamtkoordination

Mit diesem Schritt sollten Sie erst beginnen, wenn die Beinschlagbewegung nahezu automatisiert ist. Es ist sonst schwierig, sich auf mehrere Elemente gleichzeitig zu konzentrieren.

Beginnen Sie am Beckenrand mit dem Gesicht zur Wand, ein Bein stützt gegen die Wand. Tauchen Sie schultertief ins Wasser und drücken Sie sich vom Beckenrand weg. Wichtig: Gleich nach dem Wegdrücken die Hüfte nach oben zur Wasseroberfläche strecken.

Durch das Wegdrücken haben Sie einen leichten Vortrieb, und der Körper liegt dadurch stabiler auf dem Wasser. Nach kurzem Gleiten setzen Sie mit der Beinschlagbewegung ein, danach mit den Armen. Letztere stabilisieren nun durch die Paddelbewegung neben dem Körper.

Wenn Sie Probleme mit dem Vortrieb haben oder der Oberkörper anfängt zu

Schritt 4: Einführung in die Grundtechnik der Armbewegung

Die Armbewegung beim Gesundheitsschwimmen ist das Achterpaddeln parallel zur Wasseroberfläche. Üben Sie dies zunächst im Stehen: Die Arme befinden sich neben dem Körper, die Ellenbogen sind leicht gebeugt. Die Bewegung erfolgt nur aus den Handgelenken, wobei sich die Handflächen zu den Oberschenkeln hin und wieder nach außen bewegen, wie wenn Sie eine liegende Acht beschreiben wollten (Abb. 183 a, b).

Üben Sie das Armpaddeln danach am Beckenrand: Halten Sie sich mit einer Hand am Rand, die Beine stabilisieren den Körper durch eine leichte Bein-

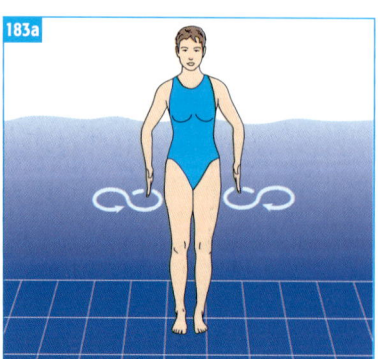

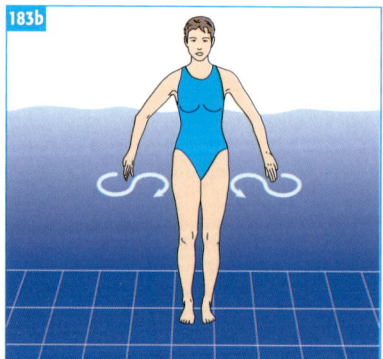

sinken, unterbrechen Sie die Bewegung durch Aufstehen in der gewohnten Weise und starten von neuem.

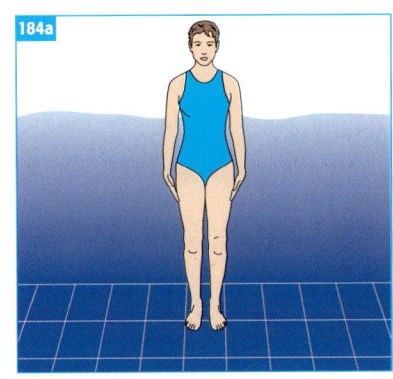

Schritt 6: Üben der Gesamtkoordination

Die Armbewegung wird nun allmählich in Richtung Altdeutsch-Rücken erweitert.
Üben Sie die Armbewegung im Stehen. Mit gebeugten Ellenbogen ziehen Sie die Fingerspitzen an der Körperseite langsam hoch bis zur Taille. Strecken Sie die Arme langsam nach außen, um anschließend schnellkräftig die gestreckten Arme zu den Oberschenkeln zu führen (Abb. 184 a, b, c). Das schnelle Schließen der Arme ergibt später den Vortrieb.
Üben Sie diese Armbewegung in der Rückenlage. Fangen Sie immer mit dem Wegdrücken vom Beckenrand an. Strecken Sie dabei die Hüfte, beginnen Sie mit der Beinbewegung, und nehmen Sie anschließend die Arme hinzu.

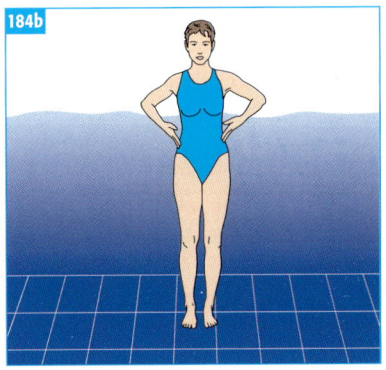

Schritt 7: Schulen der Armbewegung

Um größeren Vortrieb zu erziehlen, wird jetzt die Armbewegung vergrößert. Die Arme liegen gestreckt an den Oberschenkeln. Die Hände bewegen sich an der Körperseite entlang bis zur Taille und dann Richtung Schultern. Dabei zeigen die Daumen zu den Schultern und die Handflächen nach vorn. Die Arme werden langsam zur Seite gestreckt und die Handflächen nach unten gedreht. Anschließend die gestreckten Arme schnellkräftig zu den Oberschenkeln strecken (Abb 185 a, b, c, d).

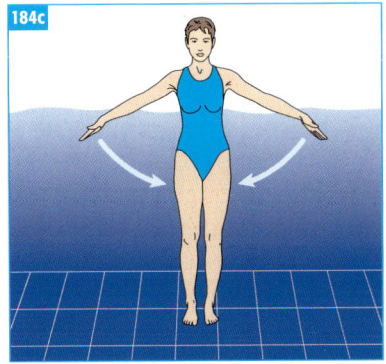

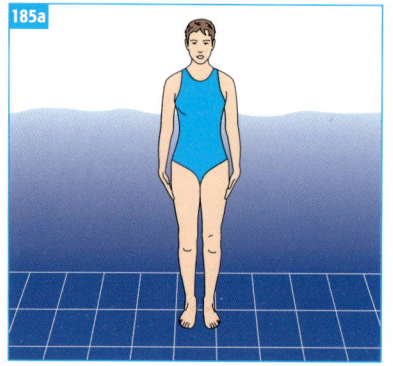

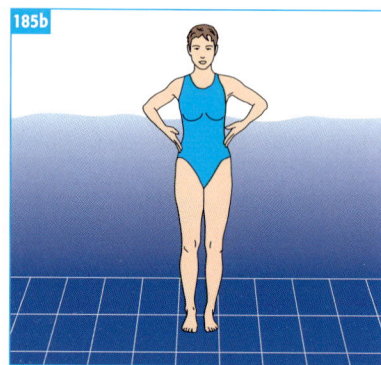

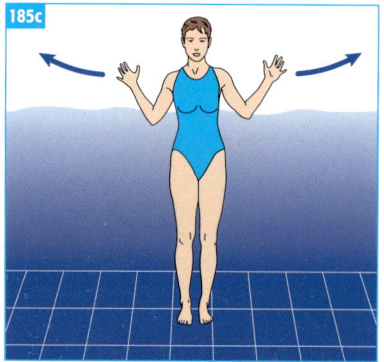

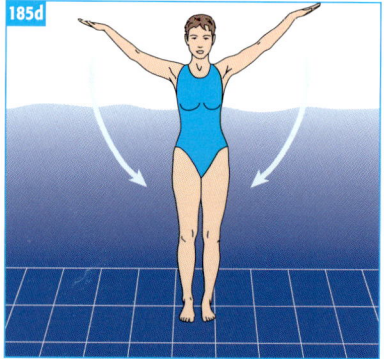

Üben Sie Armbewegung in der Rückenlage. Achten Sie aber darauf, daß sich die Arme und Hände während der gesamten Bewegung unterhalb der Wasseroberfläche befinden, da sonst Körper und Kopf unter Wasser sinken.

Schritt 8: Altdeutsch-Rücken in Grobform

Die Armbewegung wird nun noch weiter vergrößert: Die Arme werden langsam bis über die Schultern gestreckt und schnellkräftig zu den Oberschenkeln geführt.
Wenn die Beinbewegung genügend Stabilität bietet, können Sie versuchen, die Arme flach über die Wasseroberfläche zu führen. Führen Sie die Arme an der Wasseroberfläche bis zur Hochhalte, tauchen Sie die Hände ein, und strecken Sie sie schnellkräftig zu den Oberschenkeln. Wichtig: Die Arme nicht zu weit aus dem Wasser nehmen, da sonst der Körper absinkt.
In dieser Phase ergeben sich oft Koordinationsprobleme durch Wechselbeinschlag und Doppelarmzug. Wenn Sie den Brustbeinschlag gut beherrschen und keine Knieprobleme haben, fällt es Ihnen leichter, den Brustbeinschlag mit dem Doppelarmzug zu koordinieren. Das ist zwar die etwas ungünstigere Form des Rückenschwimmens (siehe S. 101), aber die Sicherheit hat Vorrang.

Schritt 9: Einführung des Rückenkraulsschwimmens

Die Koordination des Rückenkraulschwimmens mit Kraulbeinschlag und Wechselarmzug ist etwas einfacher, sollte aber nur nach einer guten Wassergewöhnung erlernt werden. Dabei dürfen auch keine Einschränkungen im Schultergelenk bestehen.

Üben Sie zunächst die Wechselarmbewegung im Stehen. Kreisen Sie die gestreckten Arme rückwärts, wobei auf die richtige Koordination zu achten ist. Wenn sich ein Arm oben befindet, ist der andere Arm unten. Um möglichst große Bewegungsamplituden zu erreichen, rollen Sie den Oberkörper um die Längsachse in der Bewegung mit. Die Bewegung wird dadurch unterstützt, daß Sie die gestreckten Arme möglichst nah ans Ohr führen und den Arm so drehen, daß die Hand mit dem kleinen Finger ins Wasser eintaucht (Abb. 186).

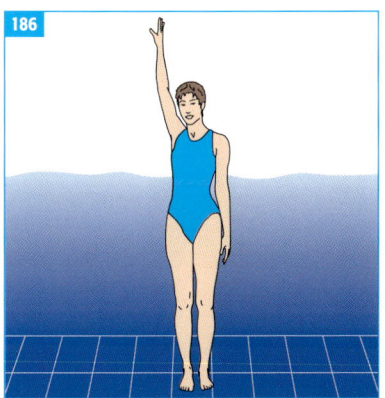

186

Üben Sie diese Armbewegung beim Rückwärtsgehen und anschließend in der Rückenlage mit Kraulbeinbewegung: Zuerst abstoßen, dann die Beinbewegung, dann die Armbewegung. In der Regel werden während eines Armzyklus sechs Beinschläge ausgeführt.

Schritt 10: Üben des Rückenkraulschwimmens

Während des Rückenschwimmens liegt der Körper gestreckt im Wasser, der Hinterkopf und die Ohren befinden sich auf der Wasseroberfläche. Ziehen Sie das Kinn leicht Richtung Brust, und richten Sie den Blick jeweils auf die gegenüberliegende Wand. Das erleichtert Ihnen die Orientierung beim Schwimmen und das Einhalten Ihrer Bahn.

Aufgrund des individuellen spezifischen Gewichts (siehe S. 8) kann es vorkommen, daß Hüfte und Beine nach unten sinken. Das können Sie dadurch ausgleichen, daß Sie den Kopf etwas aufrichten, den Blick eher nach oben nehmen und die Hüfte dabei aktiv strecken. Den Kopf aber auf keinen Fall in den Nacken legen – das wäre eine sehr ungünstige Haltung für die Halswirbelsäule, außerdem würde das Wasser über das Gesicht spülen und die Atmung behindern.

Versuchen Sie auch, einen regelmäßigen Atemrhythmus zu finden. Bei korrekter Rückenkraultechnik ziehen die Arme nicht ganz gestreckt durch das Wasser.

Die Rückenkraularmbewegung kann man in drei Phasen unterteilen:
• Schwungphase
• Zugphase
• Druckphase

Die Schwungphase ist die Bewegung des Armes über dem Wasser. In dieser Phase verläßt der Arm das Wasser und bewegt sich locker und entspannt, aber trotzdem gestreckt nah am Ohr vorbei. Er dreht sich in der Längsachse so, daß zuerst der kleine Finger in Verlängerung der Schulter hinter dem Kopf ins Wasser eintaucht.

Wenn sich der Arm völlig unter Wasser befindet, beginnt die Zugphase. Der

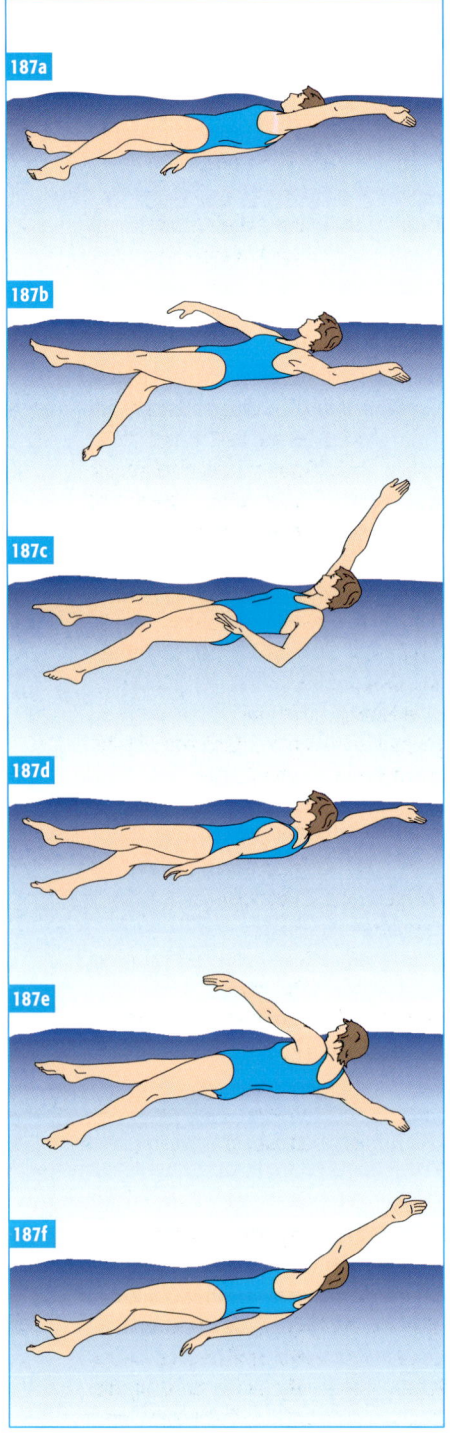

187a

187b

187c

187d

187e

187f

Arm wird langsam im Ellenbogen gebeugt, dabei ziehen Unterarm und Hand (Daumen zeigt zur Wasseroberfläche) Richtung Oberschenkel nach unten, parallel zur Wasseroberfläche. Die größte Beugung von ca. 100° hat der Arm auf Schulterhöhe. Halten Sie dabei das Handgelenk steif.

Nun folgt die Druckphase. Unterarm und Hand drücken das Wasser nach unten Richtung Oberschenkel, wobei sich der Ellenbogen allmählich wieder streckt. Am Ende der Bewegung drückt die Hand am Oberschenkel nach unten (Abb. 187 a–f).

Glossar

A

Abduktoren
Beinabspreizmuskeln

Adduktoren
Beinanziehmuskeln

E

Epidermis
Oberhaut; gefäßlose,
äußerste Schicht der Haut

exzentrische Muskelarbeit
Spannungsentwicklung
des Muskels, bei dem
sich die Länge des Muskels trotz Kontraktion
ändert; nachgebende
Arbeitsweise

G

Glukose
Einfachzucker (z. B.
Traubenzucker)

H

Hämoglobin
roter Farbstoff des Blutes

I

*intermuskuläre
Koordination*
Zusammenspiel motorischer Einheiten verschiedener Muskeln

*intramuskuläre
Koordination*
Zusammenspiel zwischen
den Muskelzellen verschiedener motorischer
Einheiten in einem
Muskel

K

Kapillaren
haarfeine Aufzweigungen
des Gefäßsystems

Kapillarisierung
Eröffnung vorhandener
oder Neubildung von
Kapillaren

M

Muskelatrophie
Muskelschwund; Abnahme der Zellmasse in der
Muskulatur

muskuläre Dysbalance
funktionelles Ungleichgewicht in der Muskulatur;
kann durch Abschwächung
bzw. Verkürzung verschiedener Muskeln entstehen

O

Ödem
Ansammlung wäßriger
Flüssigkeit im Gewebe

Osteoporose
Erkrankung des Skelettsystem mit Verlust bzw.
Verminderung von
Knochensubstanz

P

Paddles
Plastikscheiben zum Anschnallen, die den Wasserwiderstand der Hände
vergrößern; werden im
Schwimmtraining zur
Verbesserung der
Schwimmtechnik und
zum Krafttraining im
Wasser eingesetzt

periphere Gefäße
Randgefäße

Polyneuropathie
Erkrankung der peripheren Nerven, Sensibilitätsminderung; beginnt
meist an den unteren
Extremitäten (trophische
Hautveränderungen und
Muskelatrophie)

Prolaps
Bandscheibenvorfall

S

Sinusitis
Entzündung der Nasennebenhöhlen

Systole
Kontraktion des
Herzmuskels

T

Thalamus
Hauptteil des Zwischenhirns, Sehhügel

Thorax
Brustkorb

V

vegetatives System
erhält die lebenswichtigen
Organtätigkeiten wie Atmung, Verdauung, Kreislauf, Stoffwechsel aufrecht;
arbeitet unabhängig von
willentlicher Beeinflussung

Sanfte Fitneß-Programme

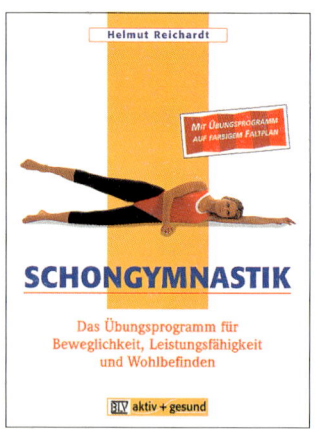

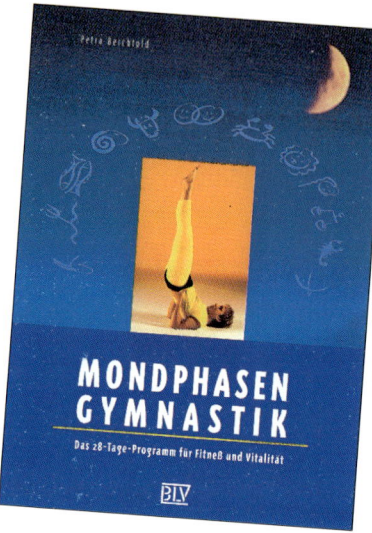

Petra Berchtold
Mondphasen-Gymnastik
Grundkenntnisse über Mond-
rhythmen, physiologische Atmung,
Akupressur, Entspannung,
Bedeutung von positiven Gedan-
ken – mit speziellen Trainings-
programmen für jedes Tierkreis-
zeichen.

Urs Gerig
Richtig Walking
Wirkung des schnellen Gehens,
Ausrüstung, Walking-Technik,
Training, Anwendung, Einsatz-
möglichkeiten, Heilung durch
Bewegung, gesundheitsorientierter
Lebensstil, Aufbau eines Walking-
Treffs.

Helmut Reichardt
Schongymnastik
Das Übungsprogramm für Beweg-
lichkeit, Leistungsfähigkeit und
Wohlbefinden
Übungsvorschläge und Trainings-
programme für eine funktionelle
Gymnastik, die Gelenke, Bänder und
Muskeln schont; Linderung von All-
tagsbeschwerden, Vorbeugung ein-
seitiger Belastungen im Leistungs-
sport.

Helmut Reichardt
**Schongymnastik bei
Rückenbeschwerden**
Gezielte Dehn- und Kräftigungsübungen, die Wirbelsäulen-
beschwerden und muskuläre
Ungleichgewichte kurieren; leicht
nachvollziehbare Trainingsprogramme, die ohne Hilfsmittel allein durchgeführt werden können.

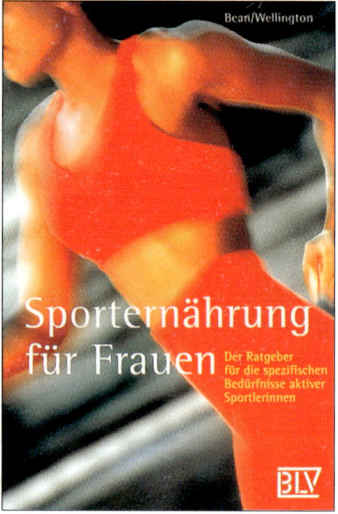

Urs Geiger/Caius Schmid
**Muskeltraining
mit dem Thera-Band**
Das Übungsprogramm für Fitneß
und Therapie
Benutzung, Eigenschaften, thera-
peutische und leistungsorientierte
Anwendungsbereiche, Übungs-
intensität, Trainingsprogramme für
die Muskulatur der Arme, des
Rumpfes und der Beine.

Anita Bean/Peggy Wellington
Sporternährung für Frauen
Der Ratgeber für die spezifischen
Bedürfnisse aktiver Sportlerinnen
Nährstoffbedarf, der weibliche
Zyklus, Osteoporose, Ernährung
beim Mannschaftssport, Gewichts-
kontrolle, Strategien zum Abneh-
men, Körperbild und Eßstörungen,
Wettkampfvorbereitung, Tagespläne
und Rezepte für Snacks usw.

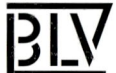